Heilung mit Kraft der Natur
Natürliche Gesundheit - Vitamin K2, D3, OPC und?

Autismus, Asthma, Diabetes, schwere Hypoglykämie, chronische Wunden, Multiple Sklerose, Lupus, Nieren- und Lungenerkrankungen, 17 Arten von Krebs, Glaukom, Makuladegeneration, Morbus Crohn, Reizdarm, Körpergewichtsreduktion , Colitis ulcerosa, Bluthochdruck, rheumatoide Arthritis, Schizophrenie, Allergien, Tuberkulose, Herzerkrankungen, Geschwüre, Karies, Parkinson, Schlaganfall, Psoriasis, Schuppen, alle Arten von Schwangerschaftskomplikationen, Menstruationsbeschwerden, prämenstruelles Syndrom

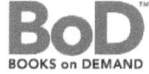

Homöopathie Heilung mit Kraft der Natur
Natürliche Gesundheit Vitamin K2 und D3
Dr. Marianne-Lisa Kropp
Heinz Duthel
Info: clinicaltrials.gov

Heinz Duthel - Dr. Marianne-Lisa Kropp

Heilung mit Kraft der Natur
Natürliche Gesundheit - Vitamin K2, D3, OPC und?

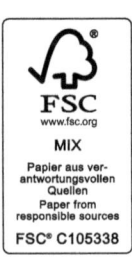

Bibliografische Information der Deutschen Nationalbibliothek:
Die Deutsche Nationalbibliothek verzeichnet diese Publikation in der Deutschen Nationalbibliografie; detaillierte bibliografische Daten sind im Internet über http://dnb.dnb.de abrufbar.

© *2017 Name des Autors/Rechteinhabers* **Heinz Duthel - Dr. Marianne-Lisa Kropp**

Übersetzung: **Schriftsteller.club**

Herstellung und Verlag: BoD – Books on Demand, Norderstedt

ISBN: 9783743166141

Information des Autors:

„Geballtes Wissen über natürliche Gesundheit. Dieses Buch wurde geschrieben um Menschen aufzuklären und unabhängig von der Pharma-Industrie zu machen. "

Mit der Gesundheit des Menschen und der Allgemeinmedizin der Behandlung notwendige Medizin oder auch teure Alternative, da ist es wie mit Versicherungen: Tausende von Angeboten und sie sollten viele genau lesen Anschreiben sich Unterlagen senden lassen Preise vergleichen anrufen besprechen bevor sie sich entscheiden. Ihr Hausarzt kennt sie nur in der Regel ein paar Minuten und kann sich bei den hunderten von Patienten gar nicht merken was ich gerade in vorgetragen haben. Vielleicht trifft er schnell eine Entscheidung welche ihm von der gesetzlichen Versicherung genehmigt wird oder gibt in einen Ratschlag auch als Mensch aber wenn sie zwei Wochen später wiederkommen dann müssen Sie das sicher wiederholen denn bei hunderten von Patienten pro Tag ist es ihm unmöglich sich tatsächlich mit ihnen als Individuum zu beschäftigen. Das liegt nicht daran das er ein schlechter oder ein guter Arzt ist sondern an den Vorschriften der gesetzlichen Versicherung, an den Verbindungen direkt oder indirekt mit den Pharma Konzernen und Industrien und den Druck einer Massenabfertigung. Es ist nicht verwunderlich dass immer mehr tatsächlich Kranke unheilbare sich den Heilpraktikern zuwenden wovor ich natürlich hier ausdrücklich warne, denn ein Arzt ein Mediziner ist und bleibt ein Mediziner welche eben jahrelang auf der Universität studiert hat ein langjähriges Praktikum hinter sich hat und er mit seinem Wissen natürlich nicht ersetzbar ist. Aber sie sollten das Mal so sehen das wenn sie tatsächlich krank sind tatsächlich Leiden und Schmerzen haben Sie mit Ihrer Eintrittskarte der gesetzlichen Versicherung an der Tür eines Riesenapparat anklingeln. Das bedeutet wenn sie nicht gerade wegen einer Grippe zum Arzt kommen sie in der Regel wenn sie beim Arzt vorsprechen an der Tür eines Riesenkonzerns klingen welches sich dann mühsam in Bewegung setzt und Hunderte vom Betriebsleiter, eben Fachärzte oder Kliniken oder Röntgenärzte usw. sie " begutachten" und am Schluss der Serie von Begutachtungen wenn sie Glück haben nach Monaten wieder bei ihren Hausarzt landen wo dann eventuell die Vorschläge kommen wie Operation oder diese oder jene Behandlung. Durch das System der gesetzlichen Versicherung sind sie nichts anders als eine Nummer, kein Mensch-sie gehen rein und raus und leben mit der Hoffnung weiter dass es vielleicht doch wieder besser wird. Meine persönliche Erfahrung im Vergleich zur deutschen Medizin und Behandlung mit zum Beispiel einer Behandlung in Singapur, wo es auch eine gesetzliche Versicherung gibt es tatsächlich wie Tag und Nacht.

In Asien, also in Singapur oder in Thailand gehen sie in ein Krankenhaus sprechen bei einem Facharzt vor welche für ihre Leiden zuständig ist oder eben kompetent und dann entscheidet dieser Arzt sofort im Krankenhaus welche Untersuchungen sofort getätigt werden müssen. Sie kommen auf einen Rollstuhl in der Regel und werden von einer der fachlichen Krankenschwestern zum Röntgen zum Blut untersuchen oder auch zu weiteren fachlichen Untersuchungen wie Magen oder anal gefahren und wenn sie alle Abteilungen durch haben in der Regel 2-3 Stunden landen sie mit der netten Krankenschwester wieder unten bei ihrem Facharzt. Dieser hat nun die Röntgenbilder Blutanalyse und alle anderen Untersuchungen direkt vor sich liegen oder die Röntgenbilder am Wand beleuchtet und zieht entweder einen anderen Facharzt hinzu oder entscheidet was getan werden muss sei es eine Operation sei seine stationäre Behandlung oder sei es eine ambulante Behandlung. Ein Kostenbeispiel einer solchen schnellen und fachlichen Untersuchung gedeckt durch die gesetzliche Versicherung in Singapur oder in Thailand kostet sie als gesetzlich Versicherter Patient ca. 100 EUR. Das müssen Sie dazu bezahlen aber es rentiert sich auf jeden Fall unsicher macht man das auch gerne. Ich selber habe das dreimal Singapur und Thailand mitgemacht und muss sagen dass danach die einmal vier Tage stationäre Behandlung und eine Operation und das andere Mal ambulant mit Medikation immer in jedem Fall ein positives Resultat erzeugt hat. Genau da müssen wir uns fragen ob solch ein System nicht auch für den Arzt ein Erfolgserlebnis wird sondern auch vom Kostenfaktor her gesehen für die gesetzliche Versicherung? Sicher ist es hier in Deutschland anders wenn man privat versichert ist oder eine private Versicherung hat mit man auch schneller zu Fachärzte kommt wo man auch im Krankenhaus nicht nur die Nummer XYZ ist.

Da natürlich nicht jeder wenn er sehr schwer krank ist und einfach keine bei seinen Arzt finden kann nach Thailand oder Singapur fahren, denn das wär schön. Also müssen sich die meisten schwer kranken oder unheilbar erkrankten eben sei es im Internet oder durch Bücher schlau machen wie kann er sein Leiden seine Schmerzen in Deutschland lindern was gibt es als Alternative wie kann ich wieder halbwegs normal leben?

Ich selber habe es wie hier in diesem Buch beschrieben nach einen Artikel mit den oft noch unbekannten Vitamin Komplexen versucht und versuche es noch. Ich bombardierte mich jeden Tag mit einer Höhe Vitamin welche ich hier beschreibe und ziehe dem Resultat entgegen. Leider habe ich eben keine andere Möglichkeit um auch dieses irgendwo mit Ärzten zu besprechen denn als gesetzlich Versicherte gibt es eben nicht mehr als 5-10 Minuten Sprechzeit. Damit komme ich seit über vier Jahren keinen Schritt weiter und ich war deswegen auf das letzte Mal seit über drei Monaten bei meinem Arzt. Medizin zur Schmerzlinderung besorge ich mir über das Internet denn ich schaffe es einfach nicht noch bis zu mein Hausarzt zu laufen. Deswegen, als letzte Hoffnung habe ich Fach Webseiten besucht habe mich durch die alternative Medizin gekämpft und bin bei sehr positiven Erfahrungen mit hoch eingenommenen Vitaminen gelandet. Meine täglichen Erfahrungen tausche ich mit ein Arzt auf der Universität in Ulm aus. Daraus ist dieses Buch hier entstanden. Also was sie auch immer machen sollten Sie trotzdem bedenken dass es gewisse

Krankheiten gibt welche immer einen Arzt einen Mediziner benötigen. Sicherheitshalber sollten Sie sich aber austauschen und wenn Sie Zeit haben sich mindestens bei drei Ärzten immer wieder austauschen und vorsprechen. Dann werden Sie feststellen, dass auch jeder Arzt ihnen immer etwas anders vorschlägt oder verschreibt. Nehmen Sie das, wenn sie nach Hause und ins Internet und suchen Sie diese Medizin, dann lesen Sie vor allem was da über Nebenwirkungen steht. Diese suchen ist mehr wert als die ganze gesetzliche Versicherung, das ist meine Erfahrung. Ich wünsche Ihnen alles Gute und vor allem Erfolg und wenn möglich ein schmerzfreies Leben.

Vergessene Arzneikräuter, **Wunder und Naturmittel?** Vitamin D3, **Arginin, Bioperin und Vitamin B12**

- **Inhaltsverzeichnis**

- Wirkung von Arzneikräutern: Heilung mit Kraft der Natur
- Arthritis: Heilung ist möglich
- Tanken Sie regelmäßig Sonne, um Ihren Vitamin-D-Spiegel anzuheben!
- Vermeiden Sie Margarine
- Sesamöl und Sojaöl nicht für den menschlichen Verzehr geeignet
- Fischöl kann keine Herzkrankheit verhindern
- Vorsicht bei der Anwendung von Arzneikräutern
- Krebs und seine Vorbeugung
- Haarausfall
- Drei natürliche Mittel bei genetisch bedingtem Haarausfall
- Prämenstruelles Syndrom (PMS
- Werden Sie zum Meister Ihres Seelenlebens
- Vitamin D3-Mangel
- Ärzte werden falsch ausgebildet
- Vitamin D3 steuert 1000 verschiedene Gene
- Vitamin D in hohen Dosen helfen bei Arthritis
- Codex Alimentarius – für das Pharmageschäft und gegen unsere Gesundheit
- 4000 IU Vitamin D3 heilten Arthritis
- 80 Prozent aller Kranken haben Vitamin-D-Mangel

- Methadon gegen Krebs: Kaum Nebenwirkungen
- Methadon kann Krebszellen töten
- Ernährung bei Krebs
- Krebs: Sind alternative Therapien sinnvoll?
- Unseriöse Krebstherapeuten erkennen
- Verfahren der komplementären Onkologie
- Methadon gegen Leukämie
- Das Methadon-Komplott der Pharmakonzerne
- Krebs und Alternativmedizin

Homöopathie Heilung mit Kraft der Natur
Vitamin K2 und D3
Dr. Marianne-Lissa Kropp Heinz Duthel
Info: clinicaltrials.gov

Vorwort: Methadon gegen Krebs: Kaum Nebenwirkungen

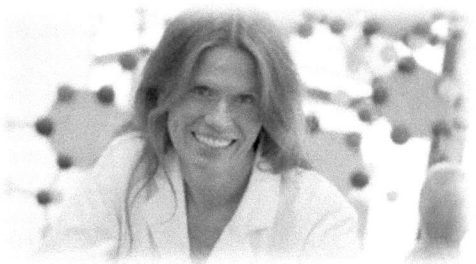

Das Schmerzmittel Methadon wird seit den 70er-Jahren als Drogenersatz für Heroin verwendet. Doch Methadon kann auch eine Chance für krebskranke Menschen bedeuten: Vor allem in Kombination mit einer Chemotherapie kann die Substanz Krebszellen abtöten. Und die Nebenwirkungen einer Methadon-Therapie sind offenbar weniger gravierend, als viele Ärzte befürchten.

Methadon kann Krebszellen töten

Krebszellen sind schwer zu zerstören. Oft prallen körpereigene Abwehrstoffe und Medikamente der Chemotherapie einfach an ihnen ab. Methadon jedoch besetzt spezielle Opioid Rezeptoren auf den Krebszellen und macht die Zellwände durchlässiger. Dadurch können chemotherapeutische Gifte die bösartigen Zellen besser bekämpfen - der Tumor schrumpft. Doch auch wenn Methadon möglicherweise schon das Leben vieler krebskranker Menschen verlängert hat, fehlt ein wissenschaftlicher Beweis für die Wirksamkeit.

Studie: Kaum Nebenwirkungen

Um Methadon im Kampf gegen Krebs einsetzen zu können, müssen Ärzte es als Schmerzmittel verschreiben. Doch viele Mediziner haben Bedenken wegen möglicher schwerer Nebenwirkungen. In einer Studie eines Berliner Neurologen mit 27 Hirntumor-Erkrankten zeigten sich jedoch als schlimmste Nebenwirkungen von Methadon Übelkeit und Verstopfung. Einige Probanden schwitzten zudem etwas mehr als gewöhnlich. Doch das Methadon machte in der Studie weder psychisch abhängig, noch führte es zu Benommenheit.

Ernährung bei Krebs

Ernährung kann den Krebs nicht heilen. Die folgenden Hinweise haben aber palliative Wirkung - das heißt, sie wirken allgemein unterstützend und stärkend:

Gut verdaulich und kräftigend ist generell eine ausgewogene Mischkost im Stil der Mittelmeerküche: mit viel guten Ölen (natives Bio-Olivenöl, Walnussöl, Rapsöl), Fisch und Gemüse, dazu vitalstoffreiche Nüsse und wenige, aber hochwertige Kohlenhydrate.

Nehmen Sie sechs bis sieben kleine Mahlzeiten täglich ein. Nach 18 Uhr aber nur noch kleine Mengen essen und im Zweifel lieber keine Rohkost, um die Verdauung nicht zu belasten und gut schlafen zu können.

Weniger Zucker und Kohlenhydrate: Modernen Weizen sollten Sie eher meiden, statt Brot zum Frühstück lieber zu Quark mit Leinöl, Nüssen und Obst wie Kiwi, Himbeeren oder Apfel greifen.

Hochwertiges Leinöl muss kaltgepresst sein (unter Ausschluss von Licht und Sauerstoff) - damit die entzündungshemmenden Omega-3-Fettsäuren erhalten bleiben.

Generell eher Bio-Produkte verwenden, weil der Stoffwechsel schon belastet ist.

Hirse, Quinoa oder Buchweizen im Müsli, Brot oder als Beilage liefern wichtige Mineralstoffe und Eiweiß.

Wenig Fleisch und möglichst keine Wurst essen. Also am besten nur kleine Stücke Fleisch die Woche (insgesamt 500 Gramm), und zwar möglichst helles wie Geflügel, nicht gepökelt oder konserviert.

Dafür viel Fisch. Auch der ist reich an gesunden Omega-3-Fettsäuren - insbesondere Lachs, Makrele, Hering, Thunfisch.

Gemüse-Suppen, etwa aus Brokkoli oder Tomate, stärken das Immunsystem. Je nach Verträglichkeit gern mit Sahne abschmecken oder mit Kokosöl/Kokosfett anreichern. Auch Kokosöl kräftigt die Abwehr.

Ab und zu Algen (zum Beispiel in Miso suppe) helfen auch, um die Abwehrkräfte zu steigern.

Antioxidative Lebensmittel unterstützen den Stoffwechsel dabei, freie Radikale zu bekämpfen: etwa Himbeeren, Brokkoli, Kakao, Pfeffer, Kurkuma, Gewürze. Es gibt sie auch als Pulver oder fertige Pulvermischung. Das in der Sendung verwendete Antioxidative-Pulver besteht unter anderem aus Lein Mehl, Mandelmehl, Curcuma Wurzel, Tomatenpulver, Kürbiskernmehl, Birnenpulver, Zitronenschalen, Brokkoli Pulver, Sesamsaat, Traubenkernmehl, Apfelgranulat, Aprikosenpulver, Orangenpulver, Himbeerpulver, Mango Pulver, Ananaspulver, schwarzem Pfeffer und Senfmehl.

Trinken: am besten 1,5 bis 2 Liter - Wasser, Kaffee, Fenchel-, Kamillen-, Löwenzahntee, Obstsaft (ohne Zucker), Gemüsesaft.

Krebs: Sind alternative Therapien sinnvoll?

Diagnose Krebs: Nach dem ersten Schock und belastenden Therapien hoffen viele Betroffene auf unterstützende und lindernde Effekte aus der Naturheilkunde, zum Beispiel Vitamin-Cocktails und Pflanzenextrakte zur Stimulierung des Immunsystems. In Deutschland gibt es mehr als 500 sogenannte biologische Krebsmittel, in der Regel fehlen jedoch wissenschaftliche Beweise für deren Wirksamkeit. Viele Ärzte halten einen unbestimmten Nutzen der natürlichen Methoden für möglich, wissen selbst aber wenig darüber.

Unseriöse Krebstherapeuten erkennen

Immer wieder werden Fälle von unseriösen Therapeuten bekannt, zum Beispiel die experimentelle Therapie eines Heilpraktikers mit der Substanz 3-Bromopyruvat (3BP), bei der drei Menschen starben. Bei alternativen Krebstherapien ist in folgenden Fällen große Vorsicht geboten:

Der Anbieter besteht darauf, dass alle schulmedizinischen Behandlungen wie Chemo- und Strahlentherapie abgebrochen werden.

Er besteht auf einen langfristigen privaten Behandlungsvertrag.

Die Wirksamkeit der Therapie wird allein mit Referenzen, Empfehlungen und Fallberichten "belegt", aber ohne anerkannte wissenschaftliche Publikationen.

Die Sprache der "Belege" klingt wissenschaftlich und ist für Nicht-Mediziner schwer zu verstehen.

Die Therapie wirkt angeblich gegen alle Krebserkrankungen in allen Stadien und gegen andere schwere Erkrankungen wie AIDS und Multiple Sklerose.

Die Methode wird als natürlich, sanft und zugleich nebenwirkungsfrei angepriesen.

Angeblich wurde eine Vielzahl von Erkrankten geheilt, die von Schulmedizinern bereits aufgegeben wurden.

Der Anbieter verweist auf eine Verschwörung schulmedizinischer Ärzten und der Pharmaindustrie, die den Durchbruch einer alternativen Methode verhindern soll.

Verfahren der komplementären Onkologie

Zunehmend werden alternative Krebstherapien auch in der Schulmedizin erforscht und eingesetzt. Meist handelt es sich um Verfahren aus der Traditionellen Chinesischen Medizin, der Pflanzenheilkunde, der Ayurvedischen Medizin sowie um Entspannungstechniken und Meditation. Dazu zählen:

Aus der Hanfpflanze synthetisch gewonnen Substanzen (Cannabinoide) sollen Schmerzen lindern sowie Übelkeit und Erbrechen bei Strahlen- und Chemotherapie lindern. In Deutschland sind Cannabinoide ab 2017 kontrolliert zugelassen.

Der Effekt von Mistelextrakt auf die Stärkung des Immunsystems ist wissenschaftlich umstritten. Eine Misteltherapie kann subjektiv die Lebensqualität steigern. Bei bestimmten Krebsarten kann die Einnahme aber gefährlich sein.

Weihrauch wird bei Hirntumoren als zusätzliches Mittel gegen Gewebeschwellungen eingesetzt.

Bei einer Strahlen- oder Chemotherapie sollen Enzyme (Papain, Chemotrypsin, Trypsin, Glutathion) und Pflanzen (Ingwerwurzel, Shiitake-Pilze) Nebenwirkungen wie Haarverlust, Erbrechen und Nerven-Gefühlsstörungen lindern.

Eine Ernährungstherapie soll einem Mangel an Vitaminen und Mineralstoffen vorbeugen. Bei Betroffenen mit Leberkrebs und Darmkrebs sollen ernährungsmedizinische Ansätze lebensverlängernd wirken können.

Eine onkologische Sporttherapie soll das Immunsystem stärken, die Leistungsfähigkeit und die

Lebensqualität erhöhen. Auch Tai-Chi und Quigong werden Krebskranken häufig empfohlen.

Meditation kann die negativen psychischen Folgen einer Krebserkrankung reduzieren.

Selen nicht immer sinnvoll

Das Spurenelement Selen kann der Körper nicht selber herstellen, sondern muss es mit der Nahrung aufnehmen. Sowohl in der Prävention als auch in der Krebstherapie wird Selen als unerlässlich angesehen: Das Mineral hilft, schädliche Radikale einzufangen, stabilisiert Immunzellen und kann die DNA reparieren. Zudem soll der Stoff vor Nebenwirkungen einer Strahlen- oder Chemotherapie schützen. Allerdings stehen zellschützende Mittel wie Selen oder bestimmte Vitamine im Verdacht, auch die Krebszellen zu schützen. Daher sollten diese Mittel erst als Nachsorge zur Chemotherapie in der Aufbauphase eingenommen werden.

Krebszellen töten, ohne gesunde Zellen zu schädigen

Die Schwierigkeit im Kampf gegen Tumore besteht nicht darin, Krebszellen abzutöten. Das wäre mit einfachen Hausmitteln wie Alkohol oder Salz möglich. Dabei werden jedoch auch gesunde Körperzellen geschädigt. Voraussetzung für eine Krebstherapie ist, dass Mediziner Medikamente finden, die ausschließlich in Krebszellen wirken, ohne gesunde Zellen zu schädigen.

Methadon: Booster in der Krebstherapie

Erstaunliches Substitutionsmittel: Das Opioid Methadon kann die Krebstherapie unterstützen, wie Molekularbiologin Dr. Claudia Friesen seit Jahren weiß. Foto: Universitätsklinikum Ulm

„Warum ein preiswertes Mittel für Krebspatienten nicht erforscht wird".

Methadon ist aus der Substitutionstherapie Drogenabhängiger bekannt und wird vor allem gegen die Entzugserscheinungen Heroinabhängiger eingesetzt. Dass die Substanz auch die Wirkung von Chemotherapie unterstützen und in der Krebstherapie eingesetzt werden kann, wolle die Pharmaindustrie jedoch nicht weiter erforschen, heißt es in der Ankündigung.

Bereits vor etwa neun Jahren konnte ein Forscherteam um Dr. Claudia Friesen am Universitätsklinikum Ulm zeigen, dass Methadon den Zelltod von Leukämiezellen auslösen kann. Vor etwa drei Jahren zeigte das Team dann, dass Methadon die Chemotherapie bei bösartigen Hirntumoren, den Glioblastomen, unterstützen kann. Die Tumorzellen bilden auf ihrer Oberfläche Opioid-Rezeptoren aus, an die das Methadon sich festsetzen kann.

Dockt der Wirkstoff an, öffnet die Zelle Kanäle für das Krebsmedikament, das dann in das Innere einströmen kann. Auf der anderen Seite aktiviert das Zytostatikum die Krebszelle, vermehrt Oberflächenrezeptoren für Methadon zu produzieren. Somit wird die Wirkung verstärkt, gesunde Zellen werden nicht angegriffen und bleiben unversehrt.

Methadon gegen Leukämie

Das Substitutionsmittel Methadon kann offenbar Leukämiezellen abtöten. Das Opioid wirkt nach Erkenntnissen eines Forscherteams des Universitätsklinikums Ulm auch bei Zellen, die sich gegen Chemotherapie und Bestrahlung resistent zeigen. Die Studienergebnisse, die in der Fachzeitschrift „Cancer Research" veröffentlicht sind, eröffnen nach Ansicht der Wissenschaftler Chancen auf neue Therapien für Leukämiepatienten, bei denen diese Behandlungen nicht erfolgreich waren.

Die Ulmer Forscher behandelten Zellinien einer lymphoblastischen T-Zell-Leukämie und einer myeloiden Leukämie mit verschiedenen Konzentrationen von Methadon. Die positive Wirkung des Medikaments war bei kurzfristig hoher Dosierung ähnlich wie bei einer längerfristigen, dafür aber niedrigen Dosierung. Während die Krebszellen starben, überlebten die gesunden Zellen beide Therapieschemata. Die verwendeten Zellen tragen den Angaben zufolge Opioid Rezeptoren auf ihrer Oberfläche, an die das Methadon binden kann. Das Opioid hemmt die Teilung der Krebszellen. Zudem aktiviert es Enzyme, die so genannten Caspasen, die den programmierten Zelltod einleiten.

Die Wirksamkeit von Methadon bei Leukämie soll nun in Tierexperimenten genauer untersucht werden. Die Wissenschaftler hoffen, ihre Ergebnisse so bald wie möglich in konkrete Therapien umsetzen zu können. Da Methadon bereits gut erforscht sei, könne der normalerweise langjährigen Prozess dahin verkürzen werden.

Das Methadon-Komplott der Pharmakonzerne
Krebs und Alternativmedizin

Motivation zur Alternativmedizin bei Krebs.- Braucht die Medizin eine Erweiterung oder Ergänzung?- Die therapeutische Lücke: Zielsetzung einer Begleittherapie.- Einstellung des Krankenpflegepersonals zur Schul- und Alternativmedizin bei der Betreuung Krebskranker.- Gibt es charakteristische Haltungen ambulanter Krebspatienten, welche alternative Therapien verwenden? Ergebnisse einer Patientenbefragung.- Anthroposophische Tumortherapie: Grundlagen.- Die wissenschaftlichen und weltanschaulichen Grundlagen der anthroposophisch orientierten Medizin.- Die Proteine der Mistel (Viscum Album L.).- Beeinflussung immunologischer Parameter durch Misteltherapie.- Anthroposophische Tumortherapie: Klinische Resultate.- Das operierte Mammakarzinom Retrospektive Auswertung.- Die lokale Iscadorbehandlung der Pleurakarzinose.- Die adjuvante Behandlung des malignen Melanoms mit Iscador c. Hg.- Iscador für die Krebsbehandlung: Analyse klinischer Untersuchungsergebnisse.- Onkologisches Umfeld aus der Sicht der Lukas-Klinik.- Das Verhältnis der Lukas-Klinik zur konventionellen Medizin.- Statistische und ethische Probleme beim Wirkungsnachweis der Misteltherapie.- Medizinische Erkenntnisgewinnung durch klinische Studien Schwierigkeiten und Möglichkeiten bei der Misteltherapie.- Biologisch-immunologische Tumortherapie: Wissenschaftliche Grundlagen.- Eintritt der Schulmedizin ins biologische Zeitalter?.- Immunmodulation und Tumorabwehr Fantasien und Realitäten.- Effekte von Thymusextrakten in der Behandlung maligner Erkrankungen.- Moderne Tumortherapie mit Zytokinen: Dosisfindung und Toleranz.- Monoklonale Antikörper und Konjugate in der Krebsdiagnostik und Therapie.- Biologisch-immunologische Thumortherapie: Ergebnisse alternativer Präparate.- Xenogene Peptide als Supportivmaßnahme in der Tumortherapie?.- Factor AF2: Die vierte Säule in der Tumortherapie Analyse aus der Sicht der internistischen Onkologie.- NeyTumorin: Grundlagen und Klinik.- NeyTumorin: Der Natur und dem Bewährten vertrauen Analyse aus der Sicht der internistischen Onkologie.- Die Wissenschaftlichkeit der Zelltherapie.- Wirksamkeitsnachweis und Dilemma klinischer Zulassung.- Anerkannte Regeln der klinischen Prüfung von Krebsheilmitteln.- Rechtliche Grenzen ärztlicher Therapiefreiheit.- Die Zulassung alternativer Krebstherapeutika.- Ethische und psychotherapeutische Probleme.- Der Weg der Medizin in die Neuzeit und der Hang des Menschen zum Irrationalen.- Das Problem der Wahrhaftigkeit gegenüber dem tumorkranken Patienten.- Die Verantwortung der Medien in der Berichterstattung über Krankheiten und Therapien.- Alternative psychotherapeutische Heilmethoden.- Gesundheit um jeden Preis.- Krankenpflege und Sozialarbeit im Spannungsfeld zwischen Schul- und Alternativmedizin.- Alltägliche Alternativmaßnahmen im Kampf gegen Krebs.- Gesunde und ungesunde Krebsdiäten.- Wie alternativ kann und darf Krankenpflege sein.- Heilen durch die Kraft der Musik.- Sozialarbeit in der Onkologie im Spannungsfeld zwischen Schul- und Alternativmedizin.- Betroffene im Spannungsfeld zwischen Schul- und Alternativmedizin.- Schulmedizin Alternativmedizin

Wirkung von Arzneikräutern: Heilung mit Kraft der Natur
Arthritis: Heilung ist möglich
Tanken Sie regelmäßig Sonne, um Ihren Vitamin-D-Spiegel anzuheben!
Vermeiden Sie Margarine
Sesamöl und Sojaöl nicht für den menschlichen Verzehr geeignet
Fischöl kann keine Herzkrankheit verhindern
Vorsicht bei der Anwendung von Arzneikräutern
Krebs und seine Vorbeugung
Haarausfall
Drei natürliche Mittel bei genetisch bedingtem Haarausfall
Prämenstruelles Syndrom (PMS
Werden Sie zum Meister Ihres Seelenlebens
Vitamin D3-Mangel
Ärzte werden falsch ausgebildet
Vitamin D3 steuert 1000 verschiedene Gene
Vitamin D in hohen Dosen helfen bei Arthritis
Codex Alimentarius – für das Pharmageschäft und gegen unsere Gesundheit
4000 IU Vitamin D3 heilten Arthritis
80 Prozent aller Kranken haben Vitamin-D-Mangel

Autismus, Asthma, Diabetes, schwere Hypoglykämie, chronische Wunden, Multiple Sklerose, Lupus, Nieren- und Lungenerkrankungen, 17 Arten von Krebs, Glaukom, Makuladegeneration, Morbus Crohn, Reiz Darm, Colitis ulcerosa, Bluthochdruck, rheumatoide Arthritis, Schizophrenie, Allergien, Tuberkulose, Herzerkrankungen, Geschwüre, Karies, Parkinson, Schlaganfall, Psoriasis, Schuppen, alle Arten von Schwangerschaftskomplikationen, Menstruationsbeschwerden, prämenstruelles Syndrom

In unserer modernen Zeit spielt die Wirkung von Pflanzen in der Medizin meist nur eine untergeordnete Rolle. In der Naturheilkunde werden einige Arzneikräuter, die schon vor Jahrhunderten von Mönchen und anderen Heilkundigen angebaut wurden, aber noch immer verwendet. Dabei sollte man aber nicht die Gefahr von Nebenwirkungen außer Acht lassen.

Mangel an Sonnenlicht und der damit verbundene niedrige Vitamin-D3-Spiegel sind Begleiterscheinungen der meisten Krankheiten. Doch die großen Pharmafirmen und die Gesundheitsbehörden lassen nichts unversucht, um hochdosierte Nahrungsergänzungsmittel verbieten zu lassen.

Vitamin-D-Mangel oder böse Geister?

Während langer Perioden der menschlichen Geschichte wurden die negativen Auswirkungen eines

Mangels an ultraviolettem Licht (UV-Licht), unter dem wir Menschen in den Wintermonaten leiden, allzu oft den Göttern oder bösen Geistern angelastet.

Erst im Jahre 1650 fanden wir dann endlich heraus, worum es sich eigentlich handelte. Das war gerade mal ein vorsichtiger Anfang der ganzen Geschichte wissenschaftlicher Erkenntnis in Bezug auf UV-Licht und Vitamin D3.

Rachitis verschwindet mit Lebertran

Als im 17. Jahrhundert in England im Zuge der zunehmenden Urbanisierung immer mehr Rauch aus Kohlefeuern die Sonneneinstrahlung blockierte, begannen immer mehr Mütter und Neugeborene, die sich überwiegend in ihren Häusern aufhielten, unter Vitamin-D-Mangel zu leiden.

Ein britischer Arzt, der diese Entwicklung verfolgte, nannte die neue Krankheit Rachitis. Sie führte bei Kindern im Alter von sechs Monaten bis zu zwei Jahren zu Knochenverformungen. Doch sobald die Kinder älter wurden und anfingen, im Freien zu spielen, schien sich ihr Befinden zu bessern. 1

Etwa zur gleichen Zeit beschrieb ein anderer Arzt die Schwierigkeiten, die bei der Entbindung von Kindern durch die Rachitis-geschädigten Becken ihrer Mütter auftraten. Ein paar Jahrhunderte später, im Jahr 1824, fand ein deutscher Arzt heraus, dass man Rachitis mit Lebertran behandeln konnte, der schon seit Langem in der Medizin Anwendung fand.2 Doch erst 1906 entdeckte ein englischer Biochemiker Vitamine als wesentliche Ernährungsbestandteile, mit denen man Krankheiten vorbeugen konnte.

UV-Strahlen heilen

Damals wurde auch noch in eine andere Richtung geforscht. Dabei ging es um die geheimnisvollen Strah-len, die von der 1901 erfundenen und patentierten Quecksilberlampe ausgingen.3

Diese neue Lampe gab ein hässliches, grün leuchtendes Licht ab, das einen hohen Anteil ultravioletter Strahlen enthielt. Anfang der 1920er Jahre stellten britische Forscher fest, dass an Rachitis erkrankte Ratten gesund wurden, wenn man sie mit diesen mysteriösen Strahlen behandelte.

Zu ihrem höchsten Erstaunen fanden die Londoner Wissenschaftler auch heraus, dass die Ratten selbst dann von Rachitis geheilt wurden, wenn man nur ihre leeren Glaskäfige bestrahlte! 4

Damit wurde ein Ansturm auf die neuen Quecksilber-Heillampen ausgelöst und die Hersteller erlebten einen wahren Verkaufsboom für ihre Wunderleuchten.

Betrachtet man einige der Geräte, mit denen "Quack-salber" 1920 Krankheiten behandelten, so findet man darunter zahlreiche Apparaturen, die UV-Licht ab-strahlten.

Mit unserem heutigen Wissen können wir sagen, dass es sich keineswegs um Quacksalber-Medizin handelte, sondern um Anwendungen, die sich ähnlich positiv auswirkten wie die Einnahme von Vitamin D3 oder Lebertran.

Auf Ebay kann man noch heute einige dieser kuriosen Wunderstrahlen-Geräte aus der Quacksalber-Ära als Antiquitäten angeboten finden.

Wissenschaftler am Rande des Wahnsinns

Stellen Sie sich vor, wie überrascht die Wissenschaftler wohl waren, als sie herausfanden, dass die mysteriösen UV-Strahlen Ratten nicht nur dann von Rachitis heilten, wenn man sie direkt damit bestrahlte, sondern auch, wenn man das Licht nur auf ihre leeren Käfige einwirken ließ.

Es muss den Forschern wie ein Wunder erschienen sein, und man gelangte zu der Überzeugung, dass die Strahlen wohl auf irgendeine Weise die Luft in den verschlossenen Glasbehältnissen so veränderten, dass sie heilend wirkte.

Zur Überprüfung ließ man die Luft wieder aus den Käfigen herausblasen, ehe man die Ratten zurücksetzte, und siehe da, die Ratten erkrankten an Rachitis.5

Jahrelang dachte man, dass UV-Strahlung der Luft heilende Qualität verlieh, und so neigte die wis-senschaftliche Gemeinde zu der Vorstellung, Krankheit sei auf "schlechte Luft" zurückzuführen.

Aus diesem Grunde verschrieb man Tuberkulose-patienten Anwendungen, bei denen sie in großen, in windigen Ebenen errichteten Holzbauten saßen, durch deren zahlreiche Löcher "gute Luft" um sie herum zirkulierte. Ironischerweise stellte man später fest, dass einem niedrigen Vitamin D3-Spiegel eine der Hauptursachen für Tuberkulose darstellt.

Die Helfer, welche die Luft aus den Rattenkäfigen bliesen, hatten vorher die Sägespäne von den Böden entfernt, damit sie ihnen nicht ins Gesicht wehten. Bei einem späteren Experiment beließ man die Späne dann im Käfig, während die Luft herausgeblasen wurde.

Man bestrahlte also die leeren Rattenkäfige mit UV-Licht und beließ die Sägespäne mit allem, was sie enthielten (d. h. Fäkalien und Ratten öl) in den Käfigen, woraufhin die Ratten von Rachitis geheilt wurden.

Das trieb die beteiligten Wissenschaftler zum Wahnsinn!

Schließlich kamen sie dem Rätsel mit einem weiteren Experiment auf die Spur. Sie stapelten Rattenkäfige übereinander und stellten dann fest, dass die Ratten, die in den vorher leer bestrahlten Käfigen und in den Käfigen darunter lebten, keine Rachitis entwickelten, wohl aber die Ratten in den darüber liegenden Käfigen.7

Daran erkannte man, dass die heilende Substanz offen-sichtlich der Schwerkraft unterlag. (Dieser Aspekt der Entdeckungsgeschichte des Vitamin D3 wird weitgehend vernachlässigt, doch ich finde ihn faszinierend.)

Vitamin D – Die Entdeckung

1922 konnten sich Wissenschaftler, die mit Haus-hunden arbeiteten, bereits auf diese Informationen stützen. Zusätzlich fanden sie heraus, dass eine im Lebertran enthaltene Substanz verhinderte, dass Hunde, die ausschließlich im Haus gehalten wurden, an Rachitis erkrankten.

Sie nannten ihre Entdeckung Vitamin D, da die Vitamine A, B und C bereits identifiziert worden waren. Ich dagegen bin der Ansicht, dass die eigentlichen Entdecker des Vitamin D2 jene relativ unbekannten Wissenschaftler waren, die an den Rattenkäfig-Expe-rimenten gearbeitet hatten.

Die Wissenschaftler, die mit den Hunden arbeiteten, fanden heraus, dass Lebertran D3 enthielt, die tierische Variante des Vitamin D, die sich von der pflanzlichen Variante D2 geringfügig unterscheidet. Durch die Expe-rimente mit Hunden gelang es also schließlich, Vitamin D3 zu isolieren.

Doch die Kommerzialisierung des Vit-amin D in den 1920er Jahren begann mit der D2-Form und basierte auf der Massenproduktion von Pflanzen, die mit ultraviolettem Licht bestrahlt wurden.

Ultraviolette Bestrahlung und Erzeugung von Vitamin D

1923 konnte der an der Universität von Wisconsin tätige amerikanische Biochemiker Harry Steenbock nachweisen, dass eine Bestrahlung von Lebensmitteln und anderen organischen Substanzen mit UV-Licht deren Vitamin-D-Gehalt erhöhte.

Steenbock war es auch, der entdeckte, dass UV-bestrahltes Nagetierfutter die Nager von Rachitis heilte.

Obwohl es damals bei Wissenschaftlern nicht üblich war, sich die Ergebnisse ihrer universitären Studien patentieren zu lassen, brach Steenbock diese Regel und meldete seine Bestrahlungstechnik zur Erhöhung des Vitamin-D2-Gehalts von Lebensmitteln, insbesondere von Milch, zum Patent an.

Später übertrug er das Patent an die Alumni Research Foundation der Universität Wisconsin (WARF).

Im Laufe vieler Jahre flossen dann Hunderte von Millionen Dollar in deren Fonds und mach-ten die WARF zu einem finanzkräftigen Forschungs-zentrum, das unter anderem das heute noch populäre Blutverdünnungsmittel Warfarin entdeckte, das seinen Namen zu Ehren des Fonds erhielt.

1943 wurde Steenbocks Patent schließlich von einem bundesstaatlichen Berufungsgericht mit der Begründung außer Kraft gesetzt, dass sein Verfahren eine Entdeckung und keine Erfindung sei, die man ebenso wenig patentieren könne, wie etwa den Einsatz von Sonnenlicht zur Steigerung des Vitamin-D-Gehalts in Gräsern.

Der Unterschied zwischen Vitamin D2 und Vitamin D3

Es stellte sich heraus, dass bei vielen organischen Sub-stanzen eine Bestrahlung mit UV-Licht die Erzeugung von Vitamin D aus einem allgegenwärtigen, biologischen Substrat auslöste. Vitamin D entsteht, wenn man Milch oder sogar Pilze mit UV-Licht bestrahlt.

Die erste Form einer (beim Menschen) biologisch aktiven Vitamin-D--Variante, das pflanzliche Vitamin D2, stammte aus der Bestrahlung von Pilzen und trug den Namen Ergocal-ciferol (das von dem Wort "ergot" abgeleitete "ergo" bedeutet Pilz).

Doch Vitamin D2 ist nur ein Viertel bis ein Sechzehntel mal so aktiv wie Vitamin D3 beziehungs-weise die tierische Vitamin-D-Variante Cholecalciferol, die erst wesentlich später als die D2-Variante isoliert werden konnte.

Wirkung starke Hormone

Bei den aktiven Formen des Vitamin D (Vitamin D3 und D2) handelt es sich in Wirklichkeit jedoch gar nicht um Vitamine, sondern um wirkungsstarke Hormone.

Vitamin D wurde fälschlicherweise als Vitamin bezeichnet, weil man bei seiner Entdeckung in den 1920er Jahren davon ausging, dass es nur in der Nah-rung enthalten wäre.

Doch auch Tiere erzeugen Vitamin D3, wenn ihre Haut oder ihr Fell der UV-Strahlung aus-gesetzt wird. Dabei wirkt das UV-Licht als Katalysator für die Umwandlung einer bestimmten Cholesterin-Form (7-Dehydrocholesterol) in Vitamin D3.

Beim Menschen findet dieser Prozess in oder auf der Haut statt; beim Tier entsteht das Vitamin D3 auf dem Fell und gelangt bei der Fellpflege in den Körper.

Vitamin D3 steuert 1000 verschiedene Gene

Als Hormon vermittelt Vitamin D3 der DNS einer jeden Körperzelle Signale und teilt ihr mit, was sie zu tun bzw. zu lassen hat. Man vermutet, dass Vitamin D3 mindestens 1.000 verschiedene Gene steuert, indem es sie entweder an- oder abschaltet.

Das geschieht durch das Andocken an winzig kleine Rezeptoren – Vitamin-D-Rezeptoren (VDRn) – die mit Genen der DNS in Verbindung stehen.

Die übereifrigen Wissenschaftler handelten vorschnell, als sie das Hormon als Vitamin D3 bezeichneten, nur weil sie es in der Nahrung entdeckt hatten. Diese bis zum heutigen Tag aufrechterhaltene Falschetikettierung verschleiert die Bedeutung dieses wichtigen, lebenspendenden Hormons.

Vitamin D an sich ist weder gut noch schlecht zu nennen. Zum einen hilft es dem Körper, Kalzium zu absorbieren. Zum anderen leitet es Informationen an die DNS weiter. Diese Informationen weisen wie bei den meisten Hormonen eine überwiegend molekulare Struktur auf. Ohne sie würde der Mensch sterben.

Welche wichtigen Informationen vermittelt Vitamin D2 beziehungsweise D3 Ihrer DNS, und warum sind diese Informationen von so entscheidender Bedeutung? Wie Sie bereits wissen, teilt dieses Vitamin Ihrer DNS mit, dass die Sonne scheint!

Weiter brauchen Sie nicht zu gehen, um sich einer ziemlich stichhaltigen Theorie über die Ursache und Heilung der meisten menschlichen Erkrankungen zu nähern. Im weiteren Verlauf dieses Textes werde ich das noch näher ausführen.

Der Mythos von der Giftigkeit des Vitamin D

Kehren wir noch einmal zur abstrusen Geschichte des Vitamin D zurück, und widmen wir uns dabei insbesondere den Versuchen der großen Pharmaunter-nehmen und der amerikanischen Lebensmittel-über-wachungs- und Arzneimittelzulassungsbehörde (FDA), Vitamin D verbieten zu lassen.

Nachdem man eine Methode gefunden hatte, Vitamin D2 einfach, billig und in großen Mengen herzustellen, indem man organisches Material mit UV-Licht bestrahlte, begann die amerika-nische Bevölkerung in den späten 1920er Jahren, dieses Produkt massenweise einzunehmen. Verschiedenste Lebensmittel wurden durch Bestrahlung mit Vitamin D angereichert, sogar Hot Dogs und Bier.

Niemand wurde mehr krank!

Zeitungsartikel sprachen vom Wunder des Sonnenscheins in einer Pille und warben für die zahlreichen gesundheitli-chen Vorteile. Nach Aussagen eines Wissenschaftlers nahm der Durchschnittsbürger in den späten 1920er und frühen 1930er Jahren täglich durchschnittlich 20 Milligramm (mg) Vitamin D2 zu sich – das entspricht 1 Million Internationale Einheiten (IU).

Bald standen ganze Krankenhäuser leer. Niemand wurde mehr krank. Kliniken, Ärzte und Arzneimittelfirmen standen kurz vor dem Bankrott.

Giftig waren nur die Verunreinigungen des damaligen Vitamin D

Etwa zur gleichen Zeit führten Forscher Untersuchun-gen an Hunden durch, denen wesentlich höhere Dosen als dem menschlichen Äquivalent von 20 mg täglich verabreicht wurden.

Einige dieser Untersuchungen legten zuerst den Schluss nahe, dass höhere Dosen als 20 mg täglich toxisch wirkten. Doch es sollte sich her-ausstellen, dass die toxischen Wirkungen überwiegend durch Verunreinigungen bei der Herstellung ausgelöst worden waren.

Später konnte dank verbesserter Methoden nicht-toxisches Vitamin D2 hergestellt werden. (Die Einnahme von wesentlich höheren Dosen als 20 mg pro Tag kann allerdings ebenso wie der übertriebene Konsum jeder anderen Substanz gefährlich werden und letztlich auch toxisch wirken. Bei Experimenten ist daher Vorsicht geboten.)

Angeblich bissen sich dann einige Vertreter der Arz-neimittel- und Medizinbranche an der Idee von der Giftigkeit des Vitamin D fest, um mit ihr ein Verbot des Mittels zu erreichen. In einem ersten Schritt änderten sie dabei die Maßeinheit für Vitamin D von Milligramm zu internationalen Einheiten (IU), wie wir sie auch heute noch verwenden.

Plötzlich waren aus 20 mg eine Million IU geworden – was in der Tat furchterregend klingt. Außerdem wurde eine Studie durchgeführt, bei der sieben Medizinstudenten dazu gebracht wurden, enorm hohe Dosen Vitamin D zu sich nehmen, die ausgereicht hätten, ein Pferd zu töten – und man höre und staune: Die Studenten wurden zwar sehr krank, erholten sich dann aber wieder, woraufhin das Experiment abgebrochen wurde.

Mehr brauchte es aber nicht, um die Gesundheits-behörden zu veranlassen, Druck auf die Vitamin-D- Hersteller und Händler auszuüben, Vitamin D vom Markt zu nehmen.

Vitamin D auch in hohen Dosen frei von Nebenwirkungen

Wie erwartet, kam es in der Bevölkerung zu einem Aufschrei der Empörung, und so beauftragte die ameri-kanische Regierung 1928 die Universität von Illinois in Chicago mit einer umfangreichen Untersuchung über die Toxizität von Vitamin D. Die Studie, die sich über einen Zeitraum von neun Jahren erstreckte und an der 773 menschliche Probanden und 63 Hunde beteiligt waren, gipfelte im sogenannten Steck-Report.

Der Bericht kam in Wesentlichen zu dem Schluss, dass tägliche Dosen von bis zu 20.000 IU pro Kilo Körpergewicht von Hunden auf unbestimmte Zeit hinaus gut vertragen wurden – sogar, wenn sich die Einnahme über mehrere Jahre erstreckte (das wären 1,0 Mio. IU für eine typische Frau von 50 kg Gewicht). In dem Bericht wurden frühere Fälle von Toxizität auf ungeeignete Herstellungstechniken zurückgeführt und es wurde festgestellt, dass das neue Whittier-Verfahren eine Toxizität von Vitamin D ausschloss.

Unter den menschlichen Probanden, die über Zeiträume von sieben Tagen bis zu fünf Jahren hinweg tägliche Dosen von bis zu 200.000 IU zu sich genommen hatten, waren keine Todesopfer zu beklagen. Einer der Autoren des Berichts hatte während eines Zeitraums von 15 Tagen selbst 3,0 Mio. IU täglich zu sich genommen, ohne Beschwerden irgendwelcher Art zu entwickeln.

Selbst Vitamin-D-Vergiftung mit Extremdosen ohne Dauerschäden

Schließlich stellten die Forscher fest, dass selbst eine Vitamin-D-Vergiftung durch extrem hohe Dosen, die während kürzerer Zeiträume eingenommen wurden, nicht zu erkennbaren Dauerschäden führte.

Aufgrund dieser Ergebnisse lag nunmehr die Beweislast bei jenen, die noch immer behaupteten, dass eine Therapie mit hohen Dosen von Vitamin D schädlich sei.

(Bedenken Sie bitte, dass man zur damaligen Zeit Vitamin D2 verwendete, das nur ein Viertel bis ein Sechzehntel so aktiv ist wie Vitamin D3. Entsprechend läge für eine Person von 50 kg Körpergewicht eine si-chere Vitamin-D3-Dosis irgendwo zwischen 50.000 und 250.000 IU pro Tag.

Ich schlage vor, dass eine Person von 50 kg Körpergewicht 50.000 IU pro Tag nicht über-schreiten sollte, ehe ein Bluttest durchgeführt wurde. Stellen Sie sicher, dass Sie zudem ausreichend Vitamin K2 zu sich nehmen.

Bei meinem Selbstversuch, von dem ich nachfolgend noch berichten werde, waren es 1.000 Mikrogramm (lig) pro 10.000 IU Vitamin D3.)

Vitamin D in hohen Dosen helfen bei Arthritis

Spätere, in den 1930er und 1940er Jahren durchge-führte Untersuchungen zeigten, dass massive Dosen von Vitamin D2 sehr erfolgreich zur Behandlung und Linderung von Arthritis eingesetzt werden können.12

Offiziell empfohlene Vitamin-D-Dosis viel zu gering

Die amerikanische Medizinervereinigung und die Pharmaindustrie ignorierten sowohl diese Untersuchun-gen als auch den Steck-Report und vertraten weiterhin die Auffassung, Vitamin D in Dosen über 400 IU pro Tag wirke toxisch.

Seit den 1930er Jahren gilt dies als die empfohlene Vitamin-D-Dosis, die wir alle zu uns nehmen sollen, will man den Ärzten und der Pharmaindustrie Glauben schenken.

Das aber ist gerade einmal genug, um zu verhindern, dass wir an Rachitis erkranken oder unsere Knochen mürbe werden!

Heilmittel Vitamin D gilt in wirksamen Dosen als Gift

Den meisten Außenstehenden Beobachtern mag dieses Verhalten der Pharmaunternehmen, Ärzte und Wissen-schaftler unethisch erscheinen. Sie erklären eine äußerst nutzbringende Substanz, die für die Behandlung und Heilung von Krankheiten eingesetzt werden könnte, wissentlich für giftig, nur um die Menschen im Zustand der Krankheit zu halten und daran Geld zu verdienen.

Es gibt den von Hippokrates, dem Vater der Medizin begründeten Eid, den angeblich alle frisch gebackenen Ärzte ablegen (98 Prozent in den USA und nur 50 Prozent in Großbritannien).

Er enthält das folgende Versprechen:

"Ich werde ärztliche Verordnungen treffen zum Nutzen der Kranken nach meiner Fähigkeit und meinem Urteil, hüten aber werde ich mich da-vor, sie zum Schaden und in unrechter Weise anzuwenden."

Ich wage zu behaupten, dass dieser Eid verletzt wird, wenn man wissentlich eine heilende Substanz für giftig erklärt.

Pharmaindustrie nutzt Menschen als Versuchskaninchen

Das alles klingt so unglaubhaft – wie eine einzige Verschwörung! Doch sollte man sich vor Augen führen, dass dies in den 1930er Jahren geschah, derselben Ära, in der 1932 die amerikanische Regierung gemeinsam mit Ärzten, Wissenschaftlern und Forschern des Ge-sundheitsministeriums die Tuskegee-Syphilis-Studie in Angriff nahm.

Dafür heuerte man an Syphilis erkrankte Schwarze aus ländlichen Gegenden an, mit dem Verspre-chen, ihnen eine kostenlose medizinische Versorgung zukommen zu lassen. In Wahrheit ging es bei der Studie jedoch nur darum, nichts zu tun und abzuwarten, was dann mit Menschen geschah, deren Syphilis unbehan-delt blieb.

Die Studie erstreckte sich über 40 Jahre bis 1972, und niemand stellte sie an den Pranger – auch dann nicht, als all diese Menschen mit Penicillin hätten behandelt werden können, dessen Massenproduktion nach 1945 begann.

Die amerikanische Regierung gab gegenüber den Probanden weiterhin vor, ihnen Medi-kamente zu verabreichen, während sie in Wahrheit nur Placebos erhielten. Warum also sollten Wissenschaftler, Pharmaunternehmen und die amerikanische Regierung sich für die böswillige Unterdrückung von Vitamin D zu schade gewesen sein?

Vitamin-D-Hochdosen getarnt als Krebsmittel verkauft

Wissenschaftler und Arzneimittelhersteller erzählten uns also in den 1930er Jahren, dass Vitamin-D-Dosen über 400 IU giftig seien. Dennoch hielt es die Phar-maindustrie offenbar für opportun, drei neue Wunderdrogen zur Behandlung von Krebs und anderer Erkrankungen auf den Markt zu bringen: Dalsol, Deltalin und Drisdol. Diese Mittel enthielten nichts anderes als 50.000 IU Vitamin D2 und Füllstoffe.

Den Pharmaunternehmen ging es in den Zeiten der Depression in den 1930er Jahren nämlich nicht besonders gut, und sie stellten fest, dass diese "neuen" Medikamente, die tatsächlich wirkten, sie finanziell über Wasser halten konnten.

Gleichzeitig aber erzählten sie der Öffentlichkeit weiterhin, Vitamin-D-Dosen über 400 IU seien giftig. (Dass schon mehr als 400 IU gefährlich sein sollen, wirkt besonders lächerlich, wenn man bedenkt, dass der Körper selbst in nur 30 Minuten Sonnenbaden über die Haut 10.000 bis 20.000 IU Vitamin D3 produziert!)

Gesundheitsbehörden und Pharma-riesen Reißen die Macht an sich

Nachdem 1943 das Patent auf Vitamin D für ungültig erklärt worden war, mussten die Arzneimittelfir-men Vitamin D irgendwie wieder unter ihre Kontrolle bringen.

Ihre Kampagne begann 1944 in New York, als der New Yorker Staatsanwalt Nathaniel Goldstein entschied, dass Vitamine Arzneimittel seien, die nur von Apothekern und eingetragenen Drogerien vertrieben werden dürften.14

Diese Entscheidung wurde zwar rasch angefochten und vom Gericht verworfen, doch die großen Pharmaunternehmen waren dennoch nicht bereit, allzu schnell aufzugeben.

1952 versuchte die amerikanische Lebensmittel-überwachungs- und Arzneimittelzulassungsbehörde FDA die Einführung aller "neuen" Lebensmittel und Konsumgüter für illegal zu erklären, für die sie nicht zuvor eine Genehmigung erteilt hatte. Dieser Macht-übernahme schoben die Gerichte jedoch einen Riegel vor.

1957 begann die FDA dann damit, die Verkäufer von "Fehlernährungsmitteln" (Vitaminen) zu verfolgen und diese Mittel mit dem Begriff "Quacksalberei" zu belegen.

1960 beschränkte die FDA den Folsäuregehalt bei Vitaminpräparaten auf 0,4 Milligramm.

Jahre später stellte sich jedoch heraus, dass diese Dosis zu gering war, weshalb man schwangeren Frauen höhere Dosen empfahl, um Neuralrohrdefekten bei Neugeborenen vorzubeugen.

1966 versuchte die FDA erneut, der Lebensmittelindustrie die Verwendung von Vitaminen zu erschweren, indem sie neue Kontrollen für die Vitamin--D-Anreicherung vorschlug.15

1973 verbot die FDA den Verkauf hochdosierter Vitamin-A- und Vitamin-D-Präparate. Dieses Verbot wurde später vom Chemiker und Nobelpreisträger Dr. Linus Paulus angegriffen, der vor Gericht in einem Rechtsstreit gegen die FDA aussagte.

1974 untersagte der amerikanische Kongress der FDA dann ihre Anmaßung und wies sie an, Vitamine als Lebensmittel und nicht als Arzneien zu behandeln. Daraufhin ließ die FDA 1976 ihre Pläne fallen, für hochdosierte Vitamine ein ärztliches Rezept zu verlangen.

1979 versuchte die FDA allerdings schon wieder, bestimmte Vitamine als nicht verschreibungspflichtige Arzneimittel klassifi-zieren zu lassen – ein erster kleiner Schritt in Richtung eines späteren Komplett-Verbots.

1992 ließ die FDA mit Unterstützung texanischer Gesundheitsinspektoren verschiedene Geschäfte von

Vitaminverkäufern und Reformhäuser stürmen, Lagerbestände konfiszieren und Leute ins Gefängnis werfen – mit der Begründung, die Geschäftsleute hätten in Bezug auf Vitamine falsche gesundheitliche Versprechen abgegeben.

1993 plante die FDA schon wieder, Vitamine und alle diesbezüglichen gesundheitlichen Versprechen unter ihre Aufsicht zu stellen.

Freiheit für Vitamine und Nahrungsergänzungsmittel

1994 hatten die Amerikaner endlich genug davon und zwangen den Kongress, das Gesetz über Nahrungser-gänzungsmittel, Gesundheit und Erziehung (DSHEA) zu verabschieden, das im Grunde die "gesundheitliche Freiheit" legitimierte.

Das DSHEA definiert Nahrungser-gänzungsmittel als Lebensmittel und erlegt der FDA die Beweislast auf, falls diese meint, ein Nahrungsergän-zungsmittel stelle ein bedeutendes oder unvertretbares Gesundheitsrisiko dar, anstatt die Hersteller die Sicher-heit ihrer Präparate beweisen zu lassen. Die Beweislast für solche Mittel wurde also umgekehrt.

Ein vorerst letztes Aufbäumen der Behörden

Die Behörden gaben jedoch niemals auf. 2011 starteten einige korrupte Politiker und Anhänger eines Bevormun-dungsstaates ein Manöver, um für die

FDA die Kontrolle über Vitamine und Nahrungsergänzungsmittel durch die Hintertür wieder zurückzugewinnen, indem sie einen Gesetzentwurf über die Kennzeichnung von Nahrungs-ergänzungsmitteln vorlegten.

Mit dieser Gesetzesvorlage wollten sie die Wirkungen des DSHEA-Gesetzes von 1994 aushebeln, das den Konsumenten Zugang zu einem breit gefächerten Angebot an Nahrungsergänzungsmitteln er-öffnet hatte. Es ging ihnen darum, ein schlichtes Anmel-deerfordernis in ein kostspieliges Zulassungsverfahren zu verwandeln.

Im Endeffekt sollte die vorgeschlagene Regulierung zu einer Neuklassifizierung vieler derzeit auf dem Markt erhältlicher Präparate führen, die dann als neue Lebensmittelzusätze einer Genehmigung der FDA bedürften.

Doch die Amerikaner hatten Glück und auch dieser Machtübernahmeversuch durch die Hintertür scheiterte.

Man kann allerdings darauf wetten, dass die korrupten, von der Pharmaindustrie gekauften Politiker in ihrem Bestreben, einen Bevormundungsstaat durchzusetzen, ihr Ziel weiter verfolgen werden. Wir sollten also wachsam bleiben.

Codex Alimentarius – für das Pharmageschäft und gegen unsere Gesundheit

Schließlich versuchte sich auch die Kommission für den Codex Alimentarius an einer Machtübernahme, und dieser Versuch dauert bis heute an.

Diese Kommission ist ein von der Ernährungs- und Landwirtschaftsorga-nisation der Vereinigten Staaten und der Weltgesund-heitsorganisation ins Leben gerufenes Gremium, dessen Aufgabe darin besteht, internationale Standards für die wachsenden Lebensmittelindustrien der Welt zu schaffen und die Gesundheit der Verbraucher zu schützen.

Deutschland versuchte den Kodex-Ausschuss für Ernährung und diätetische Lebensmittel so zu manipulie-ren, dass den Interessen der deutschen Pharmaindustrie gedient würde.

Dafür sollten die Kontrollstandards so verschärft werden, dass nur noch Pharmariesen wie Bayer, Boehringer, Ingelheim, Evonik, Fresenius, Merck und Sandoz überleben würden.

Der Richtlinienentwurf des Ausschusses sieht für Nahrungsergänzungsmittel Folgendes vor:

Nahrungsergänzungsmittel dürfen nicht für prophylaktische (präventive oder therapeutische) Zwecke verwendet werden. (Auf Wiedersehen Vitamin D!)

Kein als Lebensmittel verkauftes Nahrungsergänzungsmittel darf die von der Kommission festgelegten Dosierungen überschreiten. (Das Ende für Vitamin D in hochdosierter Form!)

Die Kodex-Standards für Nahrungsergänzungsmittel werden bindend. (Der Staat gewinnt, wir verlieren!)

Alle neuen Nahrungsergänzungsmittel sind automatisch verboten, sofern sie nicht den Kodex-Standards entsprechen (was bedeutet, dass sie – ähnlich wie Medikamente – ein sehr teures Zulassungsverfahren durchlaufen müssen).

Sollen wir uns wirklich damit abfinden? Was glauben die, wer sie sind?

Frei erhältliche Vitaminpräparate meist unterdosiert

Falls die USA den Kodex unterzeichnet, erlangt die FDA die Macht, Reformhäuser zu Schließen und den Verkauf von Vitaminen zu unterbinden, die dann nur noch auf Rezept in bestimmten Drogerien erhältlich wären.

Wenn Sie schon jetzt erleben möchten, wie der regulierte Verkauf von immer mehr Vitaminen und Nah-rungsergänzungsmitteln künftig aussehen könnte, wenn die ganze Welt unter dem Diktat des

Kodex steht, brauchen Sie nur einmal versuchen, ihre Vorräte in Deutschland aufzustocken.

Sie werden kaum in Wett-bewerb stehende Marken in frei zugänglichen Regalen finden.

Neben den wenigen Drogerien, die vereinzelte, schwachbrüstige Präparate anbieten, werden Sie nur überteuerte, niedrig dosierte Vitamine in sterilen Läden finden, den Apotheken, die von Apothekern in sauberen weißen Kitteln bestückt wurden.

Man darf die hochpreisigen Vitamine, die sicher hinter den Verkaufstheken verwahrt werden, nicht in die Hand nehmen. Der Apotheker wird sie Ihnen bringen, Ihnen viele Fragen stellen und Ihr Rezept sehen wollen.

In Deutschland gibt es die Rote Liste®, in der alle internationalen Pharmafirmen aufgeführt sind, die patentierte Analoga herstellen – extrem teure Nahrungsergänzungsmittel, die als rezeptfreie oder verschreibungspflichtige Medikamente verkauft werden.

Anhand der Liste wird deutlich, welche Firmen das Kodex-Verfahren zu ihrem eigenen Vorteil zu manipulieren versuchen.

Meine persönliche Erfahrung mit Vitamin D

Nachdem wir uns nun der Geschichte des Vitamin D angenommen haben, möchte ich von meinen persönlichen Erfahrungen erzählen.

Ich bin eigentlich kein Mensch, der Verschwörungstheorien ohne weiteres akzeptiert oder auch nur in Erwägung zieht.

Ganz im Gegenteil:

Verschwörungstheorien habe ich stets vehement abgelehnt. Vor kurzem begann ich mich aber zu fragen, ob ich nun doch einer Verschwörung auf die Spur gekommen war.

An dieser Verschwörung sind Ärzte beteiligt, die uns jahraus, jahrein nahezu kriminelle Ratschläge erteilen: "Gehen Sie nicht in die Sonne! Verwenden Sie Sonnenschutzmittel! Und nehmen Sie nicht zu viel Vitamin D ein, denn das ist gefährlich!"

Sonnenhysterie macht dick und krank

Seit die Ärzte in den 1980er Jahren begannen, uns zu ermahnen, die Sonne zu meiden und Sonnenschutzmittel zu verwenden, sind die Fälle von Fettleibigkeit, Autis-mus, Asthma und anderen Erkrankungen sprunghaft in die Höhe geschnellt.

Michelle Obama, die amerikanische First Lady, versucht Übergewicht bei Kindern zu bekämpfen, indem sie sie auffordert, gesünder zu essen und sich stärker körperlich zu betätigen. Aber könnte es nicht sein, dass das Problem andere Ursachen hat – etwa Vitamin-D3-Mangel wegen fehlender Sonnenbestrahlung?

Als Kind hatte ich diverse medizinische Probleme. Ich litt an Asthma, Aufmerksamkeitsdefizitsyndrom, Hyperaktivität und einer Form von Sklerodermie.

Ab dem Alter von 28 Jahren zog ich mir immer häufiger Verletzungen und Beschwerden zu, die meine Ärzte vor ziemliche Herausforderungen stellten: so beispielsweise einen gelben Fußnagel Pilz, eine subkutane Zyste im Gesicht, ein Hüftklicken, einen Knochensporn am Ellenbogen, eine Ganglion Zyste am Handgelenk und ein Arthritis-bedingtes Knacken an Schultern und Rücken.

80 Prozent aller Kranken haben Vitamin-D-Mangel

Nach langen Jahren unabhängiger Recherchen über den Alterungsprozess und über Krankheiten stieß ich vor etwa acht Jahren auf einen Artikel, in dem behauptet wurde, dass 80 Prozent aller unter Beschwerden und Schmerzen leidenden Menschen einen zu niedrigen Vitamin-D3-Spiegel aufwiesen.

4000 IU Vitamin D3 heilten Arthritis

Gleich nachdem ich das gelesen hatte, begann ich damit, Vitamin D3 in täglichen Dosen von 4.000 IU (also dem Zehnfachen der empfohlenen Dosis) einzunehmen.

Innerhalb eines Monats waren fast alle meine arthritischen Beschwerden verschwunden. Das Hüftklicken, der gelbe Fußnagel Pilz, die Ganglion Zyste und die subkutane Zyste hielten sich jedoch hartnäckig.

Sechs Jahre später: Mein Vater, der jahrelang Vitamin-D3-Dosen von 2.000 IU täglich eingenommen hatte (das Fünffache der empfohlenen Dosis) ließ zum ersten Mal sein Blut auf den Gehalt an Vitamin D3 untersuchen.

Das Ergebnis waren 29 Nanogramm pro Milliliter (ng / ml) – das heißt, er lag damit 1.0 ng unter dem untersten Ende der Skala. Er hätte also eigentlich schon tot sein müssen!

Das war mein Aha-Moment. Ich schlussfolgerte, dass meine Familie genetisch bedingt zu niedrigen Vitamin-D3-Spiegeln neigte. Also steigerte ich meine eigene Dosis auf 20.000 IU, erhöhte später auf 50.000 IU und dann sogar auf 100.000 IU täglich – der Rest ist (meine persönliche) Geschichte.

100.000 IU Vitamin D brachten Heilung auf allen Ebenen

Innerhalb eines Monats bemerkte ich einen enormen Energiezuwachs, hatte aber auch Schmerzen an denjenigen Knochen und Gelenken, die niemals richtig ausgeheilt waren. Das machte mir aber keine Angst, denn ich hatte gelesen, dass Vitamin D3 das Hormon par excellence zur Wiederherstellung von Knochen und Gelenken ist.

Ebenso hatte ich aus der Literatur erfahren, dass bei Ratten, deren gebrochene Knochen mit Gaben von Vitamin D3 behandelt worden waren, die Bruchstellen sauber verheilten, während es bei den Kontrollratten zu Kallus Bildungen an den einstigen Bruchstellen kam.

Innerhalb von fünf Monaten verschwand der gelbe Fußnagel Pilz, mein Hüftklicken hörte auf und meine Schultern besserten sich noch deutlicher als vorher (bei 4.000 IU täglich). Nach einem Jahr fiel mir dann auf, dass der Knochensporn an meinem Ellenbogen verschwunden war.

Außerdem war meine subkutane Zyste geplatzt und abgeheilt und meine Ganglion Zyste von der Größe eines halben Golfballes war auf die Größe einer harten Erbse geschrumpft und verursachte keine Schmerzen mehr.

Das Syndrom der unvollständigen Reparatur

Ich fragte mich: Warum entwickelte die Evolution ein Hormon, das zu seiner Aktivierung Sonnenlicht benötigt? Da kam mir die Idee, dass hier das Syndrom einer unvollständigen Reparatur vorlag.

Die Evolution dachte wohl, dass ein Mensch, der den Winter bei knappen Ressourcen verbringen muss, gerade einmal so viel Reparatur und Wartung benötigte, dass er den Winter überstand – aber auch nicht mehr.

Das mit dem Sonnenschein entstandene D3 signalisierte schließlich, dass der Sommer gekommen war und wieder genügend Ressourcen zur Verfügung standen, also konnte der Körper es sich jetzt leisten, sich mit allen ihm zu Gebote stehenden Mitteln an eine komplette Reparatur zu machen.

Die meisten Übergewichtigen leiden an Vitamin-D3-Mangel

Ich fand dann heraus, dass das drastische Absinken des D3-Spiegels bei Bären für diese Tiere ein wichtiges Zeichen ist, sich auf den Winterschlaf vorzubereiten, wozu auch gehört, 70 % an Körpergewicht zuzulegen.[19]

Ich forschte weiter – und siehe da, ich stellte fest, dass die meisten fettleibigen Menschen auch einen Mangel an Vitamin D3 aufweisen!

Das Winterschlafsyndrom

Meine nächste Idee war, dass es sich auf einer höheren Ebene um ein menschliches Winterschlafsyndrom (HHS, Human Hibernation Syndrom) handeln könnte.

Ein Mensch, der das ganze Jahr über einen niedrigen Vitamin-D3-Spiegel hat, weil er ein Leben lang die Sonne meidet und Sonnenschutzmittel verwendet, wird daher allmählich dick, um sich auf den Winterschlaf und den damit einhergehenden winterlichen Hunger einzustellen.

HHS könnte aber nicht nur für eine Gewichtszunahme sorgen, sondern auch den Einsatz kostbarer Energien drosseln. So gesehen könnte HHS auch Depressionen fördern, um damit den Menschen im Haus oder in der Höhle festzuhalten.

Ein niedriger D3-Spiegel macht uns auch anfälliger für normale, harmlose Erkältungen, die uns dann für eine Woche ins Bett zwingen, wo wir weitere kostbare Energien einsparen.

Auch Arthritis könnte man so erklären. Diese Erkrankung verhindert Energieverbrauch durch Herumlaufen; vielleicht ist sie aber auch nur Teil des Syndroms der unvollständigen Reparatur, und die nur provisorische Wiederherstellung sorgt dafür, dass wertvolles Kalzium erhalten bleibt.
Keine Krankheit ohne Vitamin-D3-Mangel

Ich las oder überflog alle 52.000 wissenschaftlichen, in der PubMed-Datenbank veröffentlichten Artikel und Studien über "Vitamin D", die von 1967 bis heute erschienen waren (mittlerweile sind es bereits 55.000) und konnte feststellen, dass ein Mangel an Vitamin D3 mit fast jeder der Menschheit bekannten

Krankheit in Zusammenhang steht, die nicht gerade auf Alterung oder genetische Mutationen zurückzuführen ist.

Hier eine kleine Auswahl: Autismus, Asthma, Diabetes, schwere Hypoglykämie, chronische Wunden, Multiple Sklerose, Lupus, Nieren- und Lungenerkrankungen, 17 Arten von Krebs, Glaukom, Makuladegeneration, Morbus Crohn, Reiz Darm, Colitis ulcerosa, Bluthochdruck, rheumatoide Arthritis, Schizophrenie, Allergien, Tuberkulose, Herzerkrankungen, Geschwüre, Karies, Parkinson, Schlaganfall, Psoriasis, Schuppen, alle Arten von Schwangerschaftskomplikationen, Menstruationsbeschwerden, prämenstruelles Syndrom und viele, viele andere Beschwerdebilder.

Jede der geläufigen menschlichen Krankheiten scheint mit zu geringer Sonnenbestrahlung und damit einhergehend einem niedrigen Vitamin-D3-Gehalt im Blut in Verbindung zu stehen.

Wenn man auf die geographische Verbreitung und Häufigkeit der jeweiligen Krankheiten blickt, lässt sich ganz leicht feststellen, welche Krankheitserscheinungen mit einem Vitamin-D3-Mangel zu tun haben.

Wenn eine Krankheit, was meistens der Fall ist, am Äquator wesentlich seltener auftritt als in nördlicheren Breiten[20], dann spielt ganz eindeutig Vitamin D3 eine Rolle, und die Erkrankung lässt sich durch Gaben hoher Dosen wahrscheinlich heilen.

Was glauben Sie, was wohl mit der Gewinnentwicklung der Pharmariesen geschehen würde, wenn die meisten Krankheiten verhindert werden könnten, indem man den D3-Spiegel von 30 ng / ml, einem niedrigen, aber typischen Befund, auf 80–100 ng / ml erhöhen würde?

Und was, wenn bekannt würde, dass D3 all diese Krankheiten verhindert oder hervorragend behandeln könnte?

Gewinne und Arbeitsplätze würden über Nacht verschwinden!

Gibt es eine Vitamin-D3-Verschwörung?

Man könnte sich ohne weiteres einen medizinischen Direktor bei einem der großen Pharmakonzerne vorstellen, dem diese Informationen irgendwie zur Kenntnis gelangt sind.

Er könnte denken:

"Vitamin D3 ist der Feind unserer Existenz. Wir müssen mit allen Mitteln verhindern, dass jemand auf die Idee kommt, D3 in hohen Dosen zu sich zu nehmen."

Den Zusammenhang zwischen einem Mangel an D3 und Krankheit zu entdecken, war für mich keine allzu harte Nuss, und ebenso wenig ist es das für all die Mediziner dort draußen mit all ihren Büchern.

Wenn wir selbst so etwas recherchieren können, wie kommt es wohl, dass die großen Pharmaunternehmen mit all ihren Milliarden und trotz jahrelanger Forschungsarbeit über alle möglichen Wirkstoffe dies nicht schon längst herausgefunden haben?

Die Medikamente der Arzneimittelfirmen scheinen das zu imitieren, was hochdosiertes D3 bewirkt, aber sie sind eben nicht D3, kein Sonnenscheinhormon, und sie haben abscheuliche Nebenwirkungen.

Warum füttern uns diese Firmen mit dubiosen Drogen, wenn sie doch wissen müssen, dass die Heilwirkung von hochdosiertem D3 ihren Produkten weit überlegen ist? Die Antwort lautet: Sie tun es, um Profite zu erwirtschaften, denn Vitamin D3 können sie nicht patentieren, genauso wenig wie den Sonnenschein!
Ist die Dämonisierung von Vitamin D3 Absicht?

So frage ich mich allmählich, ob ein paar führende Köpfe bei den Pharmariesen diese Wahrheit nicht längst kennen, aber beschlossen haben, D3 zu dämonisieren, indem sie furchterregende Nebenwirkungen erfinden.

Sie tun dies, indem sie beispielsweise auf Kalkablagerungen im Gewebe hinweisen (die bei Dosen von mehreren Millionen IU oder mehr pro Tag tatsächlich auftreten können, aber wahrscheinlich auch nur dann, wenn nicht zusätzlich zum Vitamin D3 ausreichend Vitamin K2 eingenommen wird), und allen Medizinstudenten einbläuen, wie äußerst gefährlich hochdosiertes D3 sei.

Eine Unterversorgung mit Vitamin D scheint nach bisherigen Untersuchungen allerdings ein Risikofaktor für folgende Erkrankungen zu sein:

Muskelschwäche und -schmerzen und Fibromyalgie
Infektionskrankheiten wie Tuberkulose oder Atemwegsinfekte
Parodontitis bei Schwangeren.

Ferner ist das Vitamin-D-System wichtig für die Entwicklung und Funktion des Nerven- und Muskelsystems. Das Syndrom des akuten Vitamin-D-Mangels ist in seinem Vollbild durch Myalgie, Adynamie, neurologische Störungen, Orthostatischer Dysregulation und Skelettbeschwerden charakterisiert (Akronym M-A-N-O-S)

Ärzte werden falsch ausgebildet

Bei meiner Recherche über D3 durchstöberte ich alle wissenschaftlichen Artikel auf PubMed, die sich mit der toxischen Wirkung von D3 befassen und stellte dabei fest, dass es sich in fast allen Fällen um Berichte ärztlicher Patienten handelte, die über lange Zeiträume hinweg relativ hohe Dosen von D3 zu sich genommen hatten, ohne Nebenwirkungen zu erleiden.

Ihre Ärzte waren perplex, denn das widersprach allem, was sie während ihrer Ausbildung gelernt hatten.
Vitamin D3 immer mit Vitamin K2 kombinieren

Noch eine andere Erkenntnis konnte ich gewinnen: Die Wirkungen extrem hoher Dosen von Vitamin D3 ähneln den Wirkungen eines Vitamin-K2-Mangels. Wenn Sie also hohe Dosen D3 einnehmen wollen, vergessen Sie nicht, eine entsprechende Menge Vitamin K2 zu sich zu nehmen.

Was die Frage anbelangt, ob die heutigen Arznei-mittelfirmen und Forscher wirklich über die Heilkraft von hochdosiertem Vitamin D3 Bescheid wissen, aber dieses Wissen aus Profitinteresse unterdrücken, muss ich passen. Ja, ich habe geradezu Angst davor, wirklich die Antwort darauf zu finden. Sie müssen also für sich selbst entscheiden, ob hinter der übertriebenen Angst der pharmazeutischen und medizinischen

Gemeinde vor den Gefahren eines hochdosierten Vitamin D3 irgendein dunkles Motiv steckt.

Vitamin K ist ein Kofaktor der? -Glutamylcarboxylase, die in verschiedenen Proteinen posttranslational Glutamin Säurereste (Glu) zu? -Carboxyglutaminsäureresten (Gla) carboxyliert. Zu diesen Proteinen gehört Osteocalcin, welches in carboxylierter Form Hydroxylapatit binden kann und daher an der Knochenmineralisation beteiligt ist. Um eine vollständige Carboxylierung des Osteocalcins zu erreichen, sind höhere Spiegel des Vitamin K notwendig als zur vollständigen Aktivierung des Gerinnungssystems. Ein erhöhter Spiegel nicht vollständig carboxylierten Osteocalcins geht mit einer geringeren Knochendichte und einer erhöhten Knochenbruchgefahr bei älteren Frauen einher.

Eine Studie (1999) mit über 72.000 Probanden hat gezeigt, dass Vitamin K1 einen wesentlichen Einfluss auf das Osteoporose Risiko hat. Die Studie belegt, dass Frauen, die relativ viel Vitamin K1 zu sich nahmen, deutlich weniger Knochenbrüche (verursacht durch Osteoporose) bekamen. Das Risiko war um ca. 30 % reduziert - im Vergleich zu der Gruppe mit den geringsten Vitamin K1-Werten. Interessanterweise zeigte sich, dass Probanden mit hohen Vitamin-D-Werten sogar eine erhöhte Osteoporose Risiko aufwiesen, wenn sie einen Vitamin-K-Mangel aufwiesen. Aufgrund dieser und anderer Studien hat zwar die Europäische Behörde für Lebensmittelsicherheit (EFSA) ein positives Gutachten erstellt – hier wird die positive

Wirkung von Vitamin K hinsichtlich des Erhalts der Gesundheit von Knochen bestätigt. Jedoch findet sich in keiner Leitlinie zur Osteoporose-Behandlung die Empfehlung, Vitamin K einzunehmen.

Vitamin K hemmt darüber hinaus die Osteoklastenaktivität: Der 1,25(OH)2D3-VDR-Komplex in den Oste Oblasten erhöht die Bildung von RANKL und fördert damit (isoliert im Oste Oblasten betrachtet und vor allem unter Bedingungen deutlicher Vitamin-D-Überdosierungen) den Knochenabbau.[11] Unter Bedingungen des (häufiger vorliegenden) Vitamin-D-Mangels ist diese Wirkung nicht relevant, da 1,25(OH)2D3 ebenfalls das Parat Hormon unterdrückt und für eine gute Versorgung des Körpers mit Calcium und Phosphat sorgt, also auf diesen Wegen indirekt knochenstärkend wirkt. Diese knochenabbauende Wirkung des 1,25(OH)2D3-VDR-Komplexes kann durch Vitamin K2 unterdrückt werden, [5] so dass eine Osteoporose-Therapie mit Vitamin D durch Vitamin K2 unterstützt werden kann.

Vitamin K2 hemmt dosisabhängig die Cyclooxygenase-2, und darüber die Synthese von PGE2 (welche von 1,25(OH)2VitD3 induziert wird) und welches die Knochenresorption steigert.

In Tierversuchen mit Ratten konnte gezeigt werden, dass hohe Dosen (um die 30 mg/kg tgl.) von Vitamin K2 den Knochenabbau hemmten, der durch Verhältnisse wie bei Inaktivitätsosteoporose, Prednisolongabe, Überexpression von G-CSF oder Knochenverlust durch Phenytoin hervorgerufen war.

Vitamin K1 und Vitamin K2 wurden in verschiedenen klinischen Studien auf ihre Wirksamkeit in der Osteoporoseprophylaxe und -therapie getestet: Bei Frauen nach der Menopause wirken 45 µg Vitamin K2 (45 µg tgl.) signifikant gegen Osteoporose, diese Wirkung kann durch 1a-(OH)VitD3 Gaben noch synergistisch gesteigert werden. Ebenfalls mit Bisphosphonaten scheint Vitamin K2 einen synergistischen Effekt zu haben. Auch eine Osteoporose als Nebenwirkung einer Prednisolontherapie, bei biliärer Leberzirrhose, bei Inaktivität von Schlaganfallpatienten und bei Raumfahrern in der Schwerelosigkeit lässt sich durch Vitamin K2 verhindern. Besonders gefährdet sind Parkinson-Patienten, pathologische Hüftfrakturen bei Osteoporose zu erleiden. Auch in dieser Patientengruppe ist 45 µg Vitamin K2 eine wirksame Prophylaxe.

Vitamin D3
Risikogruppen

Zu den Hauptrisikogruppen eines Vitamin-D-Mangels zählen vor allem alte Menschen, Menschen mit dunkler Hautfarbe und Menschen, die sich nur wenig oder gar nicht im Freien aufhalten.

Ältere Menschen ab 65 Jahren zählen zu den Risikogruppen, da im Alter die Fähigkeit der Vitamin-D-Syntheseleistung der Haut deutlich abnimmt. In kurzer Zeit kann so keine große Menge an Vitamin D mehr erzeugt werden.

Die erforderliche Sonnenexposition ist auch nicht gewährleistet, bei Menschen, die etwa pflegebedürftig, bettlägerig oder immobil sind und daher nicht ausreichend Zeit im Freien verbringen. Auch wer sich aus religiösen oder kulturellen Gründen nur mit gänzlich bedecktem Körper nach draußen begibt, gehört zu den Risikogruppen.

Bei dunkelhäutigen Menschen verringert der hohe Gehalt an Melanin in der Haut eine erfolgreiche Vitamin-D-Produktion (siehe oben). In äquatorfernen Breitengraden leiden daher Migranten dunklen Hauttypes und ihre Kinder oft auch im Sommer trotz ausgiebiger Sonnenexposition an einem niedrigen Vitamin-D3-Spiegel. Hinzu kommt, dass Menschen aus tropischen und subtropischen Zonen keine Kultur des Sonnenbadens kennen und Frauen sich vielfach durch Kleidung und Kopftuch vor Blicken und vor der Sonne schützen, so dass ihr Körper kaum Vitamin D bildet.

Angesichts des in Europa insbesondere unter Menschen in Pflegeheimen und unter Menschen außereuropäischer Herkunft verbreiteten Vitamin-D-Mangels empfehlen Wissenschaftler eine tägliche Vitamin-D-Supplementation für Personen, die zu einer Risikogruppe gehören.

Eine Sonderrolle der Risikogefährdeten übernehmen Säuglinge, da sie wegen ihrer empfindlichen Haut und der unzureichenden Hitzeregulation nicht der direkten Sonne ausgesetzt werden dürfen. Unter gesunden Säuglingen, Kindern und Jugendlichen in Europa ist Vitamin-D-Mangel weit verbreitet: zu den pädiatrischen Risikogruppen gehören: (i) gestillte Säuglinge ohne die derzeitige (2016) empfohlene Vitamin-D-Gabe, (ii) dunkelhäutige Kinder und Jugendliche in nördlichen Ländern, (iii) Kinder und Jugendliche ohne ausreichende Sonnenexposition und (iv) übergewichtige Kinder.

Bei Schwangeren wie auch bei Frauen in den Wechseljahren können die Hormonumstellungen zu einem Mangel an Vitamin D führen.

Chronische Erkrankungen wie Leberkrankheiten, Nierenerkrankungen oder Morbus Crohn sind ebenso als Hinderung der Vitamin-D-Aufnahme zu beobachten.

(Wiki Medizin)

Heimische Kräuter werden seit Jahrhunderten verwendet

Das Wissen um die Wirkung von Kräutern ist heute nicht mehr so verbreitet wie in den letzten Jahrhunderten. Dabei gelten einige sehr verbreitete Pflanzen, die quasi vor der Haustür wachsen, noch immer als wirksame Arzneikräuter bei kleinen Beschwerden. Eingenommen oder äußerlich angewendet werden sie auf ganz unterschiedliche Weise. Einige Arzneikräuter entfalten Ihre Wirksamkeit, wenn sie getrocknet als Tee zubereitet werden. Aber auch in Bädern und als Kompressen können einige Pflanzen hilfreich sein. Allerdings haben einige Kräuter auch Nebenwirkungen und sollten nur mit Vorsicht genossen werden. (Diese Kräuter helfen gegen Insektenstiche)

Vorsicht bei der Anwendung von Arzneikräutern

Das Gänseblümchen zum Beispiel soll als Salbe gegen Hautunreinheiten wirken und in Form von Tee gegen Husten helfen. Schafgarbe wiederum ist nicht nur ein beliebtes Futter von Schafen, sondern wird auch für die Linderung von Schmerzen genutzt. Bei einigen Menschen kann sie allerdings eine Allergie auslösen und sollte daher nur nach Rücksprache mit einem Arzt verwendet werden. Häufig zum Einsatz kommt heute noch die Kamille, die vor allem bei Magenbeschwerden verwendet wird. Wie die Schafgarbe ist sie aber ungeeignet für Menschen mit einer Korbblütler Allergie. Wenn Sie also über den Einsatz von Arzneikräutern nachdenken, sollten Sie vorher immer Ihren Arzt zurate ziehen. (Die wichtigsten Heilkräuter für die Hausapotheke)

Die wichtigsten Heilkräuter für die Hausapotheke

Selbst angebaute Kräuter machen sich nicht nur beim Kochen gut. Einige Exemplare können Sie auch als Heilkräuter verwenden. Wie Sie die Wirkung verschiedener Kräutern nutzen können, erfahren Sie hier.
Heilkräuter zu Tee verarbeiten

Egal, ob im eigenen Garten, auf dem Balkon oder auf dem Fensterbrett: Kräuter lassen sich mit Leichtigkeit selber anpflanzen und verarbeiten. Sind Sie zum Beispiel ein Tee-Liebhaber, dann versuchen Sie es doch einmal mit frischem Kümmel, Fenchel oder Anis. Alle drei Pflanzen helfen gegen Magenbeschwerden und Blähungen. Um einen guten Tee anzusetzen, müssen Sie die Heilkräuter vorher allerdings mit einem Mörser zerstoßen. (Diese Kräuter helfen gegen Insektenstiche)

Weitere wirksame Kräuter

Auch vielen anderen Kräutern wird eine heilende Wirkung nachgesagt. Petersilie und Liebstöckel, ebenfalls zu Tee verarbeitet, sollen beispielsweise gegen eine Blasenentzündung helfen. Salbeiblätter wiederum zerkleinert und mit heißem Wasser aufgebrüht sollen als Spülung gegen Entzündungen im Mundraum wirksam sein.

Leiden Sie an Einschlafproblemen oder Appetitlosigkeit, könnte Ihnen etwas Basilikum im Essen helfen. Dieser sollte allerdings nicht mitgekocht oder gebraten werden, damit er keinen bittern Geschmack entfaltet. Bedenken Sie aber: Wenn Sie von dauerhaften Beschwerden geplagt werden, sollten Sie sich nicht auf die Wirkung von Küchenkräutern verlassen, sondern Ihren Arzt um Rat fragen.

So wirkt Knoblauch gegen Pickel

Knoblauch ist ein bewährtes Hausmittel gegen Pickel, denn die Inhaltsstoffe der Heilpflanze wirken antiseptisch. Wie Sie Knoblauch gegen Pickel einsetzen können und was es bei der Behandlung zu beachten gilt, erfahren Sie hier.
Knoblauch: Antibakteriell und entzündungshemmend

Wer unreine Haut auf natürliche Weise behandeln möchte, kann Knoblauch gegen Pickel einsetzen. Die Heilpflanze enthält schwefelhaltiges Alliin, das sich im

Kontakt mit Enzymen in Allicin umwandelt. Der Stoff entsteht, sobald das Fruchtfleisch der Knoblauchzehen verletzt wird. Allicin wirkt antibakteriell und kann sowohl prophylaktisch als auch zur Behandlung bestehender Pickel eingesetzt werden.

Allgemein kann eine Ernährungsweise mit viel frischem Knoblauch dafür sorgen, dass sich Entzündungsprozesse im Körper zurückbilden. Damit wird nicht nur das Immunsystem gestärkt, auch Pickel und Pusteln im Zusammenhang mit Akne klingen schneller ab und das Hautbild wird nachhaltig verbessert. Wer nicht nur vorbeugen, sondern Pickel auch aktiv bekämpfen möchte, kann sich an folgendem Trick probieren.

Pickel mit Knoblauch behandeln: So geht's

Möchten Sie Knoblauch gegen Pickel auf der Haut einsetzen, teilen Sie eine Knoblauchzehe ab, entfernen Sie die Schale und schneiden Sie die Zehe längs in zwei Hälften. Auf den Schnittflächen bildet sich nun der Wirkstoff Allicin. Streichen Sie mit der Knoblauchzehe sanft über den Pickel, sodass der Saft die betroffene Hautpartie bedeckt. Sobald die Flüssigkeit getrocknet ist, schneiden Sie eine dünne Scheibe ab. Mit der neu entstandenen Schnittfläche wiederholen Sie die Behandlung. Alternativ beträufeln Sie einfach einen Wattepad mit dem austretenden Knoblauchsaft.

Je öfter Sie Knoblauch gegen Pickel einsetzen, desto schneller und zuverlässiger wirkt das Hausmittel. Mehrere Behandlungen über den Tag verteilt sind ideal. Vorbeugend können Sie auch reine Hautstellen im Gesicht oder beispielsweise auf dem Rücken mit dem Saft der Knoblauchzehe einreiben, wie die Seite "doktor-haut.de" informiert.

Schlechter Geruch? Einfach abwaschen

Grundsätzlich ist Knoblauch geruchsneutral. Die intensiven Duftstoffe werden erst freigesetzt, wenn die Knoblauchzehe angeschnitten oder gedrückt wird. Stören Sie sich am Geruch des Knoblauchsafts auf der Haut, können Sie die betroffenen Stellen einfach mit lauwarmem Wasser abwaschen, nachdem der Saft zehn Minuten lang eingewirkt hat.

Wer den Geruch ertragen kann, sollte sich jedoch auf eine längere Behandlungszeit einstellen: Wie die Beauty-Bloggerin Farah Dhukai dem Portal "frauenzimmer.de" erklärt, lassen sich besonders hartnäckige Mitesser zum Verschwinden bringen, wenn der Knoblauchsaft über die ganze Nacht einwirken kann.

Fünf effektive Hausmittel gegen Lippenherpes

Schätzungsweise 90 Prozent der erwachsenen Bevölkerung tragen das Herpes-simplex-Virus Typ 1 in sich. Bei etwa einem Drittel davon wird der Erreger aktiv und zeigt sich in Form von juckenden Bläschen,

Brennen und Verkrustungen im Gesicht. Ist die Lippe betroffen, sprechen Mediziner von Herpes labialis.

Einmal Herpes, immer Herpes

Aus dem Körper vertreiben lässt sich das Virus nicht. Einmal aktiv, bilden sich immer wieder neue schmerzhafte Bläschen. Ein schwaches Immunsystem, starke Sonneneinstrahlung und Stress gehören zu den häufigsten Auslösern. Um die Symptome zu lindern, greifen viele zu Mitteln aus der Apotheke, etwa mit den antiviralen Wirkstoffen Aciclovir oder Penciclovir.

Salzwasser trocknet Herpesbläschen aus

Doch Betroffene können auch bewährten Hausmitteln eine Chance geben. Sowohl alleine als auch begleitend zu medizinischen Präparaten angewendet, haben viele Patienten positive Erfahrungen gemacht. "So kann Salz, in Wasser aufgelöst und auf das entstehende Bläschen getupft, die Anzahl der Herpesbläschen vermindern", erklärt Doktor Hans-Georg Dauer, Hautarzt aus Köln und Mitglied im Berufsverband der Deutschen Dermatologen (BVDD). "Zudem hilft das Salz die Bläschen auszutrocknen."

Knoblauch wirkt antiseptisch

Ebenfalls hilfreich kann Knoblauch sein. Für die Anwendung eine Zehe halbieren und sanft auf die juckende Stelle drücken. Knoblauch sollte, genau wie das Salz auch, bereits bei den ersten Anzeichen eines Herpes-Ausbruchs angewendet werden. "Knoblauch wirkt antiseptisch und kann im Stadium der Bläschenbildung eine starke Ausbreitung eindämmen", sagt Dauer.

Honig: Süßer Unterstützer der Herpestherapie

Auch Honig ist dem Hautarzt zufolge einen Versuch wert. „Honig ist nicht nur antibakteriell, sondern auch als eine Art 'Antivirensoftware' wirksam. Dadurch kann er wirklich die Herpeserkrankung und deren weiteres Ausbreiten einschränken", so die Erklärung. Die vorbeugende Wirkung ist wissenschaftlich sogar bewiesen. Durch seine antientzündlichen Eigenschaften wirkt Honig zudem schmerzlindernd und heilungsbeschleunigend.

Kokosöl: Mit exotischem Duft Herpes bekämpfen

Die im Kokosöl enthaltene Laurinsäure wirkt ebenfalls antiviral, wie Dauer weiß. Außerdem beruhigt das Öl die gereizte Hautstelle. Am besten geeignet ist kaltgepresstes, natives Kokosöl in Bioqualität. Darin ist am meisten Laurinsäure enthalten.

Zink lindert den Juckreiz

Vielfach bewährt hat sich auch Zinksalbe. "Zink desinfiziert und lindert den Juckreiz", erklärt der Experte. Bei Pfefferminzöl und Teebaumöl ist allerdings Vorsicht geboten. Zwar wirken auch sie antiviral, entzündungshemmend und austrocknend. Doch sie sind recht scharf. Viele empfinden die ätherischen Öle als unangenehm und zusätzlich stark reizend. Wird die Anwendung als unangenehm empfunden, sollte man auf sie verzichten.

Alle zwei Stunden sanft tupfen

Am besten wirken die genannten Hausmittel, wenn sie ab dem ersten Kribbeln regelmäßig, am besten im Zwei-Stunden-Rhythmus, auf die betroffene Stelle aufgetragen werden. Auf keinen Fall sollte man die Bläschen ausdrücken. "Dabei wird das Sekret, das unzählige Herpesviren enthält, freigesetzt. Herpes ist bereits ab dem ersten Spannungsgefühl hochansteckend. Durch den Kontakt mit den Händen wird die Ausbreitung zusätzlich gefördert", warnt Dauer.

Gründlich die Hände waschen

Daher gilt: Zum Auftupfen der Hausmittel am besten Wattestäbchen verwenden und diese nach der Anwendung sofort entsorgen. Regelmäßiges und gründliches Händewaschen hilft ebenfalls, einer Ausbreitung der Viren vorzubeugen. Für Kontaktlinsenträger empfiehlt es sich, während der Infektion auf eine Brille auszuweichen. Gelangen die Viren ins Auge, kann es auch dort zur Bläschenbildung kommen.

Vitamin D3-Mangel - Studien belegen die Auswirkungen

Der Schlüssel zur Heilung einiger der heutzutage am weitesten verbreiteten Krankheiten könnte ganz einfach der sein, einen grundlegenden Mangel an dem bedeutungsvollen Hormon Vitamin D3 zu beheben. Dieses Hormon bildet der Körper normalerweise in ausreichender Menge selbst. Alles was er dazu benötigt ist eine ausreichende Sonnenlichtbestrahlung der Haut. In einem äußerst komplexen Prozess verwandelt er dann das Sonnenlicht in Vitamin D. Welche gesundheitlichen Auswirkungen ein Mangel an diesem überaus wichtigen Hormon haben kann wollen wir Ihnen anhand der folgenden acht Erkrankungen zeigen, deren Zusammenhang mit einem chronischen Mangel an Vitamin D3 wissenschaftlich nachgewiesen wurde.

Vitamin D-Mangel führt zu zahlreichen Erkrankungen

Nahezu jede Körperzelle ist zur optimalen Steuerung ihrer intrazellulären Prozesse auf das Vitamin D angewiesen, daher erfüllt es auch unzählige Aufgaben im Körper. Die Vielfältigkeit seines Aufgabenbereichs zeigt auch gleichzeitig, dass ein Mangel an Vitamin D zu den unterschiedlichsten gesundheitlichen Problemen führen kann.

Wenn der Körper zur Herstellung des Vitamin D auf das Sonnenlicht angewiesen ist wird klar, dass ein Sonnenlichtmangel viele Körperzellen - und somit viele Organe - in ihrer Funktion beeinträchtigen wird.

Dies erklärt die Vielfalt der möglichen Erkrankungen, die durch einen Vitamin D-Mangel entstehen können.

Sonnencreme verhindert die Vitamin D-Produktion

Das größte Problem in diesem Zusammenhang ist, dass sich heute immer mehr Menschen kaum noch im Freien aufhalten und wenn, dann wird die Haut mit Sonnencremes "geschützt", so dass die wichtigen UVB-Strahlen gar nicht mehr auf die Haut gelangen können.

Hinzu kommt das allgegenwärtige Kunstlicht, dem viele Menschen den ganzen Tag über ausgesetzt sind. Dieses Licht kann die Vitamin D3-Produktion im Körper jedoch nicht anregen. Um die Notwendigkeit einer ausreichenden Sonnenbestrahlung noch einmal zu verdeutlichen möchten wir Ihnen die möglichen gravierenden Folgen eines Vitamin D3-Mangels anhand von 9 verschiedenen Erkrankungen und Leiden nachstehend aufzeigen.

Grippe: Es ist allseits bekannt, dass vor allem in der Winterzeit viele Menschen an der Influenza, der Grippe, erkranken. Diese Erkrankung beruht auf einer Abwehrschwäche des Immunsystems gegenüber den Grippeviren. In den Sommermonaten hingegen erkranken die wenigsten Menschen an einer Grippe, denn das ausreichend vorhandene Sonnenlicht (Vitamin D) stärkt das Immunsystem.

Mittlerweile konnten mehrere Studien anschaulich belegen, dass Menschen mit einem niedrigen Vitamin D-Spiegel deutlich häufiger an Grippe erkrankten als jene, deren Spiegel als normal galt. Diese

Erkenntnisse zeigen, welchen Einfluss das Vitamin D auf unser Immunsystem hat.

Asthma: Wenn auch letztlich noch nicht vollends geklärt ist, welcher Auslöser generell für asthmatische Erkrankungen verantwortlich ist, so deuten neuste Forschung doch darauf hin, dass ein Vitamin D-Mangel zumindest einen sehr bedeutenden Faktor bei der Entstehung dieser Erkrankung darstellt. Bei Kindern konnte eindeutig nachgewiesen werden, dass ausreichende Mengen Vitamin D sowohl den Schweregrad der Erkrankung, als auch die Häufigkeit der auftretenden Asthma-Symptome reduzieren konnte. Lesen Sie weitere Artikel über: Asthma natürlich behandeln

Die Erklärung liegt darin, dass Vitamin D zum einen das Immunsystem stärkt (siehe oben) und zum anderen die Produktion jener Blutzellen fördert, die entzündliche Reaktionen im Körper hemmen. Diese wundervollen Eigenschaften des Vitamin D beschränken sich selbstverständlich nicht nur auf den kindlichen Organismus :-). Lesen Sie auch: Asthmatiker brauchen Vitamin-D

Bluthochdruck: Eine erst kürzlich veröffentlichte Studie, die im Fachmagazin Journal of Investigative Medicine publiziert wurde bestätigte, dass sich der Blutdruck von Patienten deutlich verbesserte, nachdem ihre Vitamin D-Werte im Blut angehoben wurden. Je höher der Vitamin D-Spiegel, umso niedriger war der Blutdruck.

Chronisch-entzündliche Darmerkrankung (CED): Zahlreiche Studien aus Europa, Indien und den Vereinigten Staaten haben einen Zusammenhang zwischen niedrigen Vitamin D-Werten im Blut und einer erhöhten Erkrankungsrate an Morbus Crohn, Colitis ulcerosa und anderen CEDs nachweisen können. Bei diesen sogenannten Autoimmunerkrankungen kommt es zu chronisch entzündlichen Veränderungen des Darms. In welcher Weise das Vitamin D hier hilfreich eingreifen kann, wissen Sie längst (siehe Asthma).

Typ-2-Diabetes: Eine im Jahr 2011 im Fachmagazin AIDS veröffentlichte Studie hatte erbracht, dass ein Vitamin D-Mangel die Symptome des metabolischen Syndroms (Insulinresistenz, Fettstoffwechselstörung) bei HIV-Patienten verstärken kann.

In dem Zusammenhang stellten die Wissenschaftler gleichzeitig fest, dass ausreichend große Mengen an Vitamin D im Blutkreislauf das Risiko, an Typ-2-Diabetes zu erkranken, generell senken. Hierbei spielte es keine Rolle, ob die Vitamin D-Produktion durch das Sonnenlicht in Gang gesetzt wurde oder ob entsprechende Mengen des Vitamin D3 in Form einer Nahrungsergänzung zugeführt wurden.

Karies: Auch an dieser Zahnerkrankung ist ein Vitamin D-Mangel beteiligt. Dieser Zusammenhang wurde bereits in den 40er Jahren erkannt, doch es wurde - warum auch immer - nicht weiter daran geforscht ...

Heute gibt es jedoch glücklicherweise zahlreiche aktuelle Studien die belegen, dass optimale Vitamin D-Mengen sehr wichtig für widerstandsfähige Zähne sind, denn ein Mangel an Vitamin D führt zu vermehrtem Karies-Befall.

Die Erklärung hierfür liegt darin begründet, dass Vitamin D die Bildung körpereigener antibakteriell wirkender Peptide (kurze Aminosäureketten) anregt, die die Bildung von kariesauslösenden Bakterien hemmen. Daher sollten die Vorteile einer optimierten Vitamin D-Prophylaxe auch in Zahnarztpraxen deutlich stärker berücksichtigt werden.

Rheumatische Arthritis: Eine aktuelle Forschungsstudie aus Kanada entdeckte einen signifikanten Zusammenhang zwischen dieser Erkrankung und zu geringen Vitamin D-Werten. Tatsächlich konnte bewiesen werden, dass Menschen mit dem niedrigsten Calcidiol*-Blutwert bis zu fünfmal anfälliger sind, an Rheumatischer Arthritis und verwandten Leiden zu erkranken.

Die Entzündungsaktivität innerhalb der Gelenke, bei der auch Knochen, Knorpel und andere Strukturen des Gelenks zerstört werden können, steigt mit abnehmendem Vitamin D-Spiegel immer weiter an. Aus diesem Grund ist auch bei dieser Erkrankung ein ausreichend hoher Vitamin D-Spiegel immens wichtig.

* Calcidiol ist eine Hormonvorstufe im Vitamin D-Stoffwechsel

Krebs: Ob es sich um Brust-, Prostata-, Gebärmutter-, Dickdarm-, Speiseröhren-, Magen-, Eierstock-, Bauchspeicheldrüsen- oder Nierenkrebs handelt; alle hier genannten Krebserkrankungen scheinen Untersuchungen zu Folge vor allem unter Bevölkerungsgruppen verbreitet zu sein, die geringe Vitamin D-Werte aufweisen. Zugleich unterliegen Menschen mit optimalen Vitamin D-Werten einem vergleichsweise deutlich geringeren Risiko, an Krebs zu erkranken.

Eine ausgesprochen sinnvolle Präventivmassnahme besteht daher darin, den Vitamin D-Spiegel generell überprüfen und ggf. optimieren zu lassen. Und auch bei Krebspatienten sollte der Vitamin D-Spiegel gemessen und die Zufuhr höherer Vitamin D-Mengen in die Therapie integriert werden.

Haarausfall bei Frauen: Andere Studien haben gezeigt, dass ein geringer Vitamin-D-Spiegel im Blut zu Haarausfall bei Frauen beitragen kann. Im Umkehrschluss kann eine optimale Vitamin-D-Versorgung zur Linderung des Haarausfalls bei Frauen beitragen.

Neurodermitis: Diese Erkrankung geht häufig mit einem eklatanten Vitamin D-Mangel einher. Viele Studien belegen diesen Zusammenhang. Darüber hinaus konnte festgestellt werden, dass ein Mangel an

Vitamin D das Risiko für Neurodermitiker erhöht, eine Nahrungsmittelallergie zu entwickeln. Zudem wurde nachgewiesen, dass die häufig auftretenden bakteriellen Hautinfektionen bei Neurodermitikern in direkter Verbindung zu einem Vitamin D-Mangel stehen.

Eine Überprüfung Ihres Vitamin D-Spiegels können Sie durch Ihren Hausarzt veranlassen. Nahezu jeder Praxis ist an ein Labor angeschlossen, das diese Spezialuntersuchung vornehmen kann. Da die gesetzlichen Krankenkassen die Kosten dieser Untersuchung nicht übernehmen, müssen Sie sie selbst tragen.

Es ist sinnvoll, die Messung im Herbst und im Frühjahr durchführen zu lassen. So können Sie sehen, ob Ihre Vitamin D-Vorräte für den sonnenarmen Winter ausreichen und ob Sie bis zum Frühjahr hin Ihr Vitamin D-Niveau halten konnten. Lassen Sie lediglich das einfache 25-OH-Vitamin D bestimmen lassen. Hierbei handelt es sich um das oben beschriebene Cacidiol - einer Vorstufe des aktiven Vitamin D3.

In der Urlaubszeit am Meer oder in den Bergen müssen Sie natürlich sehr darauf achten, dass die Sonne Ihre Haut nicht verbrennt. Besonders die Haut hellhäutiger Menschen ist hier gefährdet. Für diese Hauttypen reicht ein kurzer Sonnenaufenthalt (ca. 10 Minuten) aus, um die Vitamin D-Produktion anzukurbeln.

Danach sollte ein Sonnenschutz mit einem entsprechenden Lichtschutzfaktor verwendet werden. Alle anderen Hauttypen können sich länger (ca. 30 bis 45 Minuten) ungeschützt in der Sonne aufhalten. Danach sollten sie sich jedoch ebenfalls eincremen. Generell ist die Mittagssonne zu meiden.

Wenn Sie in den Wintermonaten zur Anhebung Ihres Vitamin D-Spiegels hin und wieder ein Sonnenstudio aufsuchen, sollten Sie unbedingt nach einer Sonnenbank fragen, die UVB-Strahlung abgibt. Das übliche UVA-Licht kann die Vitamin D-Produktion nicht anregen.

Sollte es Ihnen tatsächlich nicht möglich sein, Ihren Vitamin D-Spiegel über das Sonnenlicht zu optimieren, empfehlen wir die tägliche Einnahme von Vitamin D3 als Nahrungsergänzung.

Vitamin D wird zu einem Grossteil vom Körper selbst gebildet. Doch braucht er dazu das Sonnenlicht. Nun führt aber nicht nur das Klima in mitteleuropäischen Breiten häufig dazu, dass wir oft wochenlang keinen Sonnenstrahl abbekommen, sondern oft auch die Tatsache, dass viele Menschen tagtäglich ihrer Arbeit in geschlossenen Räumen nachgehen. Vitamin-D-Mangel ist vorprogrammiert. Erfahren Sie jetzt, welche Krankheiten auf einen Vitamin-D-Mangel hindeuten und wie Sie diesen beheben können.

Vitamin D aus der Nahrung genügt nicht

Viele Menschen sind der Meinung, dass allein mit einer gesunden Ernährung ausreichend Vitamin D aufgenommen wird. Das jedoch ist ein Trugschluss. Nur sehr wenige Nahrungsmittel enthalten ausreichende Mengen an Vitamin D. Mit anderen Worten: Man müsste Innereien und fetten Fisch schon sehr lieben, um wenigstens das tägliche Minimum an Vitamin D zu erreichen. Andernfalls ist die Deckung des Vitamin-D-Bedarfs über die Nahrung definitiv NICHT möglich.

Vitamin D - Bedarf höher als angenommen

Leider ist es darüber hinaus noch sehr ungewiss, ob die bislang als "tägliches Minimum" geltende Vitamin-D-Menge auch tatsächlich ausreicht. Sehr viele Wissenschaftler sind nämlich inzwischen der Meinung, dass wir sehr viel mehr Vitamin D benötigen (als beispielsweise die Deutsche Gesellschaft für Ernährung angibt) und dass sehr viele der heute geläufigen Krankheiten auf einen unerkannten Vitamin-D-Mangel beruhen bzw. von einem solchen mitbegünstigt werden.

Das tägliche Minimum an Vitamin D wird für einen Erwachsenen seit dem Jahr 2012 offiziell mit 20 Mikrogramm angegeben. In den Jahren davor war man der Meinung, 5 Mikrogramm seien ausreichend, was man inzwischen offenbar als Fehler erkannt hat. Wollte man nun die Menge von 20 Mikrogramm mit der Nahrung decken, dann müsste man täglich etwa 200 Gramm Sardinen, 2 Kilogramm Käse, 700 Gramm Eier oder 500 Gramm Kalbfleisch essen. Das wäre – im

Falle der Sardinen oder des Fleisches – gerade noch machbar.

Oben genannte Wissenschaftler empfehlen jedoch – ganz besonders bei einer bestimmten Krankheit - sehr viel höhere tägliche Bedarfsmengen. Bei Multipler Sklerose ist es die neunfache Menge Vitamin D (ca. 180 Mikrogramm) und zur Krebsprophylaxe gar die zwölffache Menge (ca. 240 Mikrogramm).

Wie aber sollte man 180 oder gar 240 Mikrogramm allein mit der Nahrung zu sich nehmen können? 2 Kilogramm Sardinen pro Tag? 16 Kilogramm Käse? 6 Kilogramm Eier? Nahrungsmittel eignen sich also definitiv nicht zur Vitamin-D-Versorgung, ja nicht einmal sonderlich gut zur Ergänzung des Vitamin-D-Bedarfs.

Dies könnte Sie interessieren:
Vitamin D3
Sonne versorgt mit Vitamin D

Tägliche Aufenthalte unter freiem Himmel sind infolgedessen unerlässlich, um die Eigenproduktion von Vitamin D in der Haut zu ermöglichen. Hier gilt, dass im Sommer bereits 15 bis 120 Minuten genügen (abhängig von der Hautfarbe, dem Breitengrad, der bestrahlten Hautfläche und der Sonnenintensität), damit 500 Mikrogramm und mehr Vitamin D produziert werden können – was die hundertfache Menge des täglich mit einer durchschnittlichen Nahrung zugeführten Vitamin D beträgt und zeigt, wie viel Vitamin D wir in Wirklichkeit brauchen.

Vitamin D - Mangel erhöht Krankheitsrisiko

Vor Jahrzehnten dachten die Mediziner noch, dass Vitamin D nur dafür gut sei, den Zustand der Knochen und der Zähne aufrecht zu erhalten. Heute jedoch ist wissenschaftlich bewiesen, dass das Vitamin äusserst vielfältige Funktionen im menschlichen Körper hat und sein Mangel das Erkrankungsrisiko vieler Leiden deutlich erhöhen kann.

Leider begünstigt ein moderner Lebensstil mit Freizeitbeschäftigungen (Fitness-Studio, Computer, TV etc.) und beruflichen Tätigkeiten, die in geschlossenen Räumen stattfinden, ganz beträchtlich einen Vitamin-D-Mangel – was nur den wenigsten Menschen bewusst ist.
Leiden Sie unter Vitamin D - Mangel?

Der beste Weg, einen möglichen Mangel an Vitamin D nachzuweisen, ist sicherlich ein Bluttest, den Ihr Hausarzt durchführen kann. Dies sollte ganz besonders dann geschehen, wenn Sie unter einer der folgenden Krankheiten leiden oder Sie diese vorbeugen möchten:
Grippale Infekte und Atemwegserkrankungen

In einer Untersuchung, die in den Cambridge Journals veröffentlicht wurde, konnte festgestellt werden, dass ein Mangel an Vitamin D Kinder anfälliger für Atemwegserkrankungen macht. Eine Interventionsstudie zeigte ausserdem, dass eine gesunde

Vitamin-D-Versorgung die Häufigkeit von Atemwegsinfektionen bei Kindern reduziert.

Muskelschwäche

Laut Michael F. Holick, einem führenden Wissenschaftler in der Vitamin-D-Forschung, wird Muskelschwäche in der Regel durch einen Mangel an Vitamin D ausgelöst, da die optimale Funktion der Muskeln nur gewährleistet ist, wenn zur Stimulierung von deren Vitamin-D-Rezeptoren genügend Vitamin D zur Verfügung steht.

Schuppenflechte

In Studien konnte ferner festgestellt werden, dass Vitamin D in Form einer topischen Therapie nützlich bei der Behandlung von Schuppenflechte sein kann.

Chronische Niereninsuffizienz

Laut Michael F. Holick seien ausserdem Patienten, die an Chronischer Niereninsuffizienz leiden, nicht dazu in der Lage, die aktive Form des Vitamin D herzustellen (dies gilt vor allem für jene Patienten, die sich regelmässig einer Dialyse unterziehen müssen).

Diese Menschen müssen daher 1,25-Dihydroxyvitamin D3 zu sich nehmen, um den Calciumstoffwechsel zu unterstützen, um ferner das Risiko für Renale Osteodystrophie (Störungen des Mineralstoffwechsels mit anschliessender Gefahr für Knochenerkrankungen aufgrund einer Niereninsuffizienz) zu verringern und den Parathormon-Spiegel zu regulieren.

Während Vitamin D dafür sorgt, dass Calcium resorbiert und in die Knochen gebaut werden kann, ist das Parathormon dafür zuständig, den Calciumspiegel im Blut aufrecht zu halten. Sinkt dieser aufgrund von Vitamin-D-Mangel, dann entzieht das Parathormon den Knochen das für das Blut nötige Calcium. Bleibt ein solcher Zustand langfristig bestehen, kommt es zu ernsten Knochenerkrankungen (z. B. Osteoporose).

Diabetes

Eine Untersuchung aus Finnland wurde auf der Webseite Lancet.com veröffentlicht, bei der 10.366 Neugeborene 2000 IU/Tag an Vitamin D3 erhielten (1 IE = 0,025 Mikrogramm Vitamin D). Danach wurden die Kinder über 31 Jahre lang beobachtet; so konnte festgestellt werden, dass bei ihnen das Diabetesrisiko um 80 Prozent geringer war, als bei anderen Menschen.

Asthma

Vitamin D kann auch das Ausmass von Asthmaanfällen reduzieren. Japanische Studien haben gezeigt, dass Asthmaanfälle bei Schulkindern erheblich seltener vorkamen, wenn diese zuvor Vitamin-D-Ergänzungen (1200 IU/Tag) eingenommen hatten. Lesen Sie mehr: Asthma natürlich behandeln

Parodontitis

Chronische Zahnfleischerkrankungen gehen mit Schwellungen und Blutungen einher und können von Vitamin D günstig beeinflusst werden. Vitamin D regt die körpereigene Produktion von Defensinen und Cathelicidinen an. Dabei handelt es sich um antimikrobiell wirksame Peptide, die an den Schleimhautoberflächen gegen schädliche Bakterien vorgehen und auf diese Weise vor Parodontitis schützen können.

Kardiovaskuläre Erkrankungen

Auch Probleme mit Herz und Blutdruck werden mit Vitamin-D-Mangel in Verbindung gebracht. Verschiedene Studien haben nachgewiesen, dass zu niedrige Vitamin-D-Werte (als gesund gelten 30 bis 60 ng/ml) ein höheres Risiko mit sich bringen, an Bluthochdruck zu leiden.

Schizophrenie und Depressionen

Schizophrenie und Depressionen wurden ebenfalls mit einem Vitamin-D-Mangel in Zusammenhang gebracht, da sich das Gehirn nur mit ausreichend Vitamin D optimal entwickeln kann. Und so wurde bereits in einer früheren Studie festgestellt, dass eine richtige Vitamin-D-Versorgung während der Schwangerschaft und anschliessend während der Kindheit dringend notwendig ist, damit die Vitamin-D-Rezeptoren im Gehirn – die für die gesunde Entwicklung des Gehirns unerlässlich sind – ausreichend stimuliert werden können.

Krebs

Forscher des Georgetown University Medical Center in Washington DC entdeckten einen Zusammenhang zwischen einer erhöhten Aufnahme von Vitamin D und einem niedrigeren Brustkrebsrisiko. Sie fanden heraus, dass höhere Dosierungen des "Sonnenvitamins" bei bereits erkrankten Individuen zu einer um 75 Prozent reduzierten Krebswachstumsrate sowie zu einer um 50 Prozent reduzierten Tumorinzidenz (Anzahl der neu entstandenen Tumore) führten.

Vorbeugung ist besser

Es gibt also sehr gute Gründe, warum Sie auf Ihre persönliche Vitamin-D-Versorgung achten sollten. Kümmern Sie sich um regelmässige Sonnenbäder. Keine Sorge. Die richtige Vitamin-D-Versorgung setzt nicht voraus, dass Sie stundenlang in die Sonne liegen und damit das Risiko einer Hautkrebserkrankung in Kauf nehmen müssen.

Für die Stimulierung der Vitamin-D-Bildung in der Haut genügen im Sommer bei einer intensiven Sonneneinstrahlung und bei hellhäutigen Menschen bereits wenige Minuten. Ja, es ist sogar so, dass ein sehr viel längeres Sonnenbad die Vitamin-D-Bildung gar nicht mehr erhöhen würde und daher auch nicht sinnvoll wäre, da sich der Organismus automatisch vor einer Vitamin-D-Überdosierung schützt. Bei bedecktem Himmel muss der Aufenthalt im Freien länger sein, doch ist dann auch die erhöhte Hautkrebsgefahr nur gering bzw. gar nicht vorhanden.

Falls regelmässige Aufenthalte im Freien für Sie nicht möglich sind, sollten Sie unbedingt eine entsprechende Vitamin-D-Supplementierung mit Vitamin-D3-Kapseln ins Auge fassen.

Berücksichtigen Sie dabei auch, dass der Organismus im Winter das nötige Vitamin D aus seinen körpereigenen Vorräten nehmen muss, da die Sonneneinstrahlung im Winter für eine Vitamin-D-Bildung in Mitteleuropa nicht ausreicht. Die Einnahme von Vitamin D ist also besonders in den Wintermonaten äusserst empfehlenswert.

Probiotika schützen vor einer Grippe

Der Winter stellt unser Immunsystem auf die Probe. Grippale Infekte haben jetzt Hochkonjunktur. Ärzte und Medien rufen schon im Herbst zur vorsorglichen Grippe-Impfung auf. Kommt es dennoch zu Infektionen, werden meist Antibiotika verschrieben. Doch ist das nötig? Nehmen Sie Ihren Grippeschutz selbst in die Hand mit Probiotika. Die gesunden Bakterien bieten natürlichen Zellschutz und stärken das Immunsystem gegen Krankheitserreger.

Grippesaison – Impfungen, Antibiotika und Probiotika

Die Nase läuft, der Hals kratzt, Kopf- und Gliederschmerzen stellen sich ein – der Winter macht uns besonders anfällig für Erkältungen und grippale Infekte. Die saisonale Influenza, die sogenannte "echte" Grippe, kann gar eine Lungenentzündung nach sich ziehen. Vor allem älteren, chronisch kranken und immunschwachen Menschen wird deshalb eine vorsorgliche Grippeimpfung empfohlen.

Andererseits erreichen uns Schlagzeilen, denen zufolge in diesem Jahr mehrere Grippeimpfstoffe aufgrund von schweren Nebenwirkungen vom Markt genommen wurden. Nicht zuletzt versetzen Impfstoffe unseren Körper mit ihren Virenkreuzungen, Bakteriensträngen und Zusätzen wie Aluminium und Formaldehyd in einen regelrechten Schockzustand bei verhältnismässig kurzweiliger Immunität.

Verzichten wir auf Impfungen und haben sich Grippeviren in unserem Organismus eingenistet, verschreiben Ärzte in vielen Fällen Antibiotika. Diese antibakteriellen Arzneimittel töten jedoch keine Viren ab. Sie werden verschrieben, um bakterielle Infekte zu bekämpfen, die in Kombination mit einer Grippevirusinfektion auftreten können.

Das Problem ist, dass Antibiotika nicht nur schädliche Bakterien, sondern auch nützliche Bakterien vernichten. Zurück bleibt eine gestörte Bakterienflora (beispielsweise im Darm) und ein geschwächtes Immunsystem, das neuen Krankheitserregern ausgeliefert ist.

Für den Wiederaufbau der Darmfloraals gesundheitliche Basis raten ganzheitlich orientierte Mediziner deshalb zu Probiotika. Allerdings wurde in wissenschaftlichen Studien belegt, dass der übermässige

Einsatz von Antibiotika auch irreversible Schäden in der Darmflora hinterlassen kann.

Selbst die Einnahme von Probiotika nach einer Antibiotikabehandlung kann solche Schäden nicht mehr rückgängig machen (vgl. Studie von Blaser M.; Nature. 2011)

Sinnvoller ist es daher, Probiotika vorbeugend gegen Grippe einzusetzen, um die Darmflora in Balance zu halten, das Immunsystem zu stärken und sich dadurch Infektionen vom Hals zu halten.
Probiotika – Vorsorge "für das Leben"

Probiotika sind die natürliche Antwort auf Antibiotika. Diese lebenden Mikroorganismen (z. B. Milchsäurebakterien) haben eine gesundheitsfördernde Wirkung auf den menschlichen Organismus, insbesondere auf den Darm, in dem etwa 80 Prozent der Abwehrzellen unseres Immunsystems lokalisiert sind.

Die nützlichen Bakterien regulieren die Darmflora und schützen unsere Zellen vor Viren, Pilzen und Parasiten.

Während Impfungen und Antibiotika geradezu gewaltsam in den menschlichen Organismus eingreifen, schaffen Probiotika ein subtiles Gleichgewicht "für das Leben" (= probiotic).

In Anbetracht einer typisch westlichen vitalstoffarmen Ernährung und Antibiotika-Belastung durch

Medikamente, Massentierhaltung und ungefiltertes Trinkwasser können sich probiotische Lebensmittel und nahrungsergänzende Probiotika als natürliche Abwehrkräfte gegen Krankheitserreger stark machen.

Dies könnte Sie interessieren:
Darmreinigung Simple Clean - die einfache Darmreinigung
Probiotika – Gesunde Darmflora gegen Grippe

Wie Mutter Natur beruht auch der menschliche Körper auf den Naturgesetzen eines empfindlichen Ökosystems, dessen Balance aufrechterhalten werden muss. Befindet sich unser Organismus im Gleichgewicht, strotzt der Darmtrakt nur so vor nützlichen Bakterien.

Etwa 500 Bakterienarten sind an der Stimulierung der immunologischen Abwehrreaktion beteiligt. Durch eine falsche Ernährung (v. a. Zucker), Stress und Medikamente wird die Darmflora gestört und durchlässig für Krankheitserreger.

Eine Ernährungsumstellung und Stressreduzierung allein sind zur Wiederherstellung einer gesunden Darmflora meist nicht ausreichend. Antibiotika verhindern die Regeneration des bakteriellen Gleichgewichts zusätzlich.

Probiotika statt Antibiotika – Grippe vorbeugen

Eine Studie der University of Pennsylvania bestätigte, dass Ärzte vor allem Patienten mit infektiösen Atemwegserkrankungen unnötigerweise mit Antibiotika behandeln.

Demgegenüber stehen Untersuchungen aus China, bei denen Probiotika deutliche Linderung bei Kindern mit Grippesymptomen wie Fieber, Husten und Schnupfen herbeiführten.

Die beteiligten Wissenschaftler schlossen aus ihren Ergebnissen, dass täglich eingenommene Probiotika das Auftreten und die Dauer von Atemwegserkrankungen und deren Symptomen reduzieren können, indem sie die Produktion von Antikörpern anregen.

Probiotika – Weitere Gesundheitsargumente

Probiotika erweisen sich nicht nur als hilfreiche Virenabwehr-Helfer in der Erkältungssaison. Als Dauergäste in unserem Darm unterstützen sie unser Wohlbefinden auf breiter Ebene. Sie regulieren Verdauungsbeschwerden, indem sie die Enzymbildung anregen und die Produktion von Magensäften optimieren.

Sie unterstützen die Aufnahme von Nährstoffen und die Ausscheidung von Schadstoffen, schützen gegen Allergene und krebserregende Substanzen.

Selbst bei erhöhten Cholesterinwerten, Bluthochdruck, Nierensteinen und Harninfekten sollen Probiotika nützlich sein. Als positive Nebeneffekte verbessert sich das Hautbild und das Energielevel wird gesteigert.

Probiotika – Nahrungsergänzungsmittel und probiotische Lebensmittel

Probiotika können in Form von Nahrungsergänzungsmitteln als auch durch fermentierte Lebensmittel aufgenommen werden. In beiden Fällen handelt es sich um lebende Mikroorganismen, welche von Natur aus Bestandteile einer gesunden Darmflora sind und somit die mikrobielle Balance im Darm unterstützen bzw. wiederherstellen können. Einige dieser probiotischen Bakterienstämme wurden positiv auf ihre gesundheitsfördernde Wirkung getestet, darunter:

    Bifidobacterium bifidum
    Lactobacillus acidophilus
    Bifidobacterium longum
    Lactobacillus rhamnosus
    Lactobacillus case
    Lactobacillus Helveticus

Damit die nützlichen Bakterien auch garantiert im Darm ankommen und nicht schon den Magensäften zum Opfer fallen, sind magensaftresistente Produkte mit speziellem Überzug zu bevorzugen. Fermentierte Lebensmittel enthalten ebenfalls Milchsäurebakterien. Im Gegensatz zum probiotischen Klassiker Joghurt sind jedoch fermentierte Gemüse wie Sauerkraut die bessere Wahl. Frei von verschleimendem und übersäuerndem Milcheiweis und Milchzucker

(Laktose) liefert fermentiertes Gemüse Milchsäurebakterien und Vitalstoffe.

Asthma natürlich behandeln

Asthma ist heutzutage eine sehr weit verbreitete Erkrankung der Atemwege. Bei einem Asthmaanfall schwellen die Muskeln der Atemwege an, was zu einer Verengung der Bronchien führt und die typischen Symptome wie Kurzatmigkeit, keuchender Husten oder ein Engegefühl im Brustbereich zur Folge hat. In schweren Fällen von Asthma können die Folgen dieser Luftknappheit auch zu Angstzuständen, Schweissausbrüchen, der Blaufärbung der Lippen und einem erhöhten Puls führen. Erfahren Sie hier, welche natürlichen und ganzheitlichen Methoden es gibt, um Asthma zu lindern.

Asthma natürlich lindern

Immer mehr Menschen leiden unter unangenehmen und teilweise sogar lebensbedrohlichen Asthmaanfällen. Ohne Asthma-Spray gehen sie nicht mehr aus dem Haus, um im Notfall so schnell wie möglich wieder Luft zu bekommen. Solche Massnahmen behandeln jedoch nur die Symptome von Asthma.

Um Asthma hingegen auf natürliche und vor allem ganzheitliche Weise zu lindern, müssen die Ursachen der Erkrankung beseitigt werden.

Asthma Ursachen

Da die Auslöser eines Asthmaanfalls von entzündlicher Natur sind, liegt dieser Erkrankung auch immer ein Ungleichgewicht des Immunsystems zugrunde. Normalerweise sind Entzündungen nützliche Abwehrreaktionen unseres Körpers, die durch verschiedene Reize ausgelöst werden können.

Eine Entzündung ist dazu da, etwas potenziell Schädliches - wie beispielsweise Bakterien oder Giftstoffe - zu beseitigen. Das entzündete Gewebe wird daher verstärkt durchblutet und mit verschiedenen Entzündungsmediatoren versorgt, wodurch es anschwillt, sich rötet und meistens schmerzt.

Die entzündliche Anschwellung der Atemwege bei Asthma kann entweder durch innere oder durch äussere Reize ausgelöst werden. Diese Reize sind von Mensch zu Mensch verschieden. Viele Menschen, die an Asthma leiden sind gegen bestimmte Dinge allergisch und reagieren beim Kontakt mit diesen Stoffen (den so genannten Allergenen) mit einer Asthmaattacke.

Manche Menschen bekommen beim Einatmen von Tierhaaren, Staub oder Rauch eine Asthmaattacke, andere durch die Unverträglichkeit von Medikamenten sowie durch Infektionen oder durch psychischen Stress. Doch all diese Auslöser haben eine Gemeinsamkeit zugrunde: eine Überreaktion des Immunsystems.

Dies könnte Sie interessieren:

Darmreinigung Simple Clean - die einfache Darmreinigung

Herkömmliche Asthma Behandlungen

Die meisten Asthmamedikamente basieren auf der Hemmung einer übermässigen Immunantwort des Körpers. Dabei gibt es prinzipiell zwei Arten von Medikamenten: Es gibt solche, die ständig eingenommen werden, um einen Asthmaanfall vorzubeugen und solche, die bei einer akuten Asthmaattacke schnelle Hilfe leisten.

Doch ganz egal welche Medikamente benutzt werden, sie bekämpfen nur die Symptome. Die Ursache von Asthma wird dadurch nicht beseitigt.

Asthma natürlich behandeln

Neben den üblichen Asthmasprays und Asthmamedikamenten gibt es auch natürliche und vor allem ganzheitliche Methoden, um Asthma nachhaltig zu bekämpfen. Solche Wege berücksichtigen verschiedene Punkte, welche jedoch alle darauf abzielen, das Immunsystem wieder ins Gleichgewicht zu bringen.

Asthma und der Darm

Bei Asthma sowie bei Allergien - beides Leiden, die mit einem gestörten Immunsystem zusammenhängen - ist meistens auch der Darm geschädigt. Im Darm befindet sich der Grossteil unseres Immunsystems, daher spielt die Darmgesundheit bei nahezu allen Krankheiten eine entscheidende Rolle.

Asthmatiker leiden in der Regel an einer so genannten Dysbakterie - einer Schädigung der Darmflora. Eine Dysbakterie (oder Dysbiose) kann zum Beispiel durch die Einnahme von Antibiotika oder durch eine Übersäuerung des Körpers entstehen. Dabei verändert sich das Darmmilieu so, dass sich die freundlichen Darmbakterien nicht mehr wohl fühlen und sich die ungesunden Fäulnisbakterien ungehindert ausbreiten können.

Durch dieses Ungleichgewicht kann mit der Zeit auch die Darmschleimhaut geschädigt werden. Eine Dysbiose kann zu dem so genannten Leaky Gut Syndrom (dt. leckender Darm) führen.

Beim Leaky Gut Syndrom wird die Darmschleimhaut für Stoffe durchlässig, die normalerweise nicht direkt in unsere Blutbahn gelangen sollten.

So dringen beispielsweise unverdaute Nahrungspartikel ins Blut vor, die von unserem Immunsystem als Fremdkörper erkannt und bekämpft werden.

Einerseits wird dadurch das ganze Immunsystem enorm beansprucht und andererseits kommen so auch giftige Stoffe und Stoffwechselabfälle ins Blut, die den gesamten Organismus belasten. Aus dieser Situation kann schnell eine erhöhte Immunsensitivität, wie sie bei Asthma vorliegt, entstehen.
Darmreinigung bei Asthma

Wenn man Asthma auf natürliche Weise behandeln möchte, sollte man immer für eine stabile und gesunde Darmsituation sorgen. Die Grundlage für eine intakte Darmflora, kann man am besten mit einer umfangreichen Darmreinigung schaffen, denn die freundlichen Darmbakterien fühlen sich nur in einem bestimmten Milieu wohl.

Eine Darmreinigung befreit den Darm von Ablagerungen und Stoffwechselschlacken und gibt ihm so neue Kraft sich zu regenerieren. Eine Darmreinigung in Kombination mit dem Aufbau der Darmflora durch Probiotika ist ein wichtiger Schritt, um das Immunsystem wieder ins Gleichgewicht zu bringen.

Basische Ernährung bei Asthma

Da sich unsere kleinen nützlichen Darmbewohner nur in einem basischen Milieu wohl fühlen, ist es überaus wichtig, dass unserem Körper genügend Basen zur Verfügung stehen, damit er den pH-Wert im Darm stets aufrecht halten kann. Daher ist eine basische Ernährung, die auf viel frischem Obst und Gemüse basiert, eine fördernde Massnahme, wenn man die Darmflora aufbauen und Asthma auf natürliche Weise kurieren möchte.

Immunsystem stärken bei Asthma

Ein gesunder Darm ist die Grundlage für ein funktionierendes Immunsystem und damit auch der Schlüssel zur Gesundheit. Langkettige Omega-3-Fettsäuren wie EPA und DHA können beispielsweise -

ergänzend zu den oben genannten Massnahmen - dabei helfen die Darmgesundheit wieder herzustellen, indem sie die natürliche Balance der Fettsäurezusammensetzung unserer Zellmembranen verbessern.

Nur ein gesunder Darm kann alle wichtigen Nähr- und Vitalstoffe aus der Nahrung ideal verwerten. Wenn der Darm im Gleichgewicht ist, unterstützt er das Immunsystem auch dadurch, dass er wichtige Bausteine wie Antioxidantien aus der Nahrung zur Verfügung stellt und schädliche Stoffe ausscheidet.

Eine ernährungsbedingte Unterstützung des Immunsystems kann daher nur mit einem gesunden Darm richtig wirken.
Entzündungshemmende Vitalstoffe bei Asthma

Wenn der Darm gesund ist, können eine entzündungshemmende Ernährung und ein dementsprechender Lebenswandel das Immunsystem bei Asthma entlasten und zur Stärkung der Abwehrkräfte beitragen. Es gibt mittlerweile viele Studien darüber, welche Naturstoffe gegen Entzündungen und damit auch gegen Asthma helfen können.

Rote Zwiebeln und Knoblauch enthalten beispielsweise viele Schwefelverbindungen und antioxidativ wirkende Flavonoide wie Quercetin. Quercetin hat offenbar die Eigenschaft, Entzündungshormone zu hemmen, die mit Asthma und anderen entzündlichen Leiden in Verbindung gebracht werden.(1)

Auch entzündungshemmende Kräuter und Gewürze wie Kurkuma, Ingwer, Zimt, Rosmarin oder Oregano können bei Asthma zur Besserung beitragen. Weitere Studien haben gezeigt, dass Vitamin C, Vitamin E und andere antioxidative Stoffe potenziell gegen die Anzeichen von Asthma helfen können.(2)
Vitamin D lindert Asthma

Ein Vitamin D-Mangel ist immer wieder mit steigenden Erkrankungsraten an Asthma in Verbindung gebracht worden, da ein solcher Mangel offenbar zu einer Verschlechterung der Lungenfunktion führen kann.

Zudem spielt Vitamin D eine wichtige Rolle, die Immunantwort zu regulieren.

Vitamin D kann bestimmte Prozesse im Körper blockieren, die für die Ausschüttung von entzündungsauslösenden Stoffen - den so genannten Zytokinen - verantwortlich sind.(3)

Das könnte auch der Grund dafür sein, warum sich Asthma in der Regel während der Winterzeit verschlechtert - also genau in jener Jahreszeiten, in der am wenigsten Sonnenlicht vorhanden ist und daher auch der Vitamin D-Spiegel am geringsten ist.

Und so wundern auch die Ergebnisse einer 2014 veröffentlichten Vitamin-D-Studie mit über 20.000 Asthmatikern nicht, die zeigen, dass Asthma umso heftiger verläuft, je niedriger der Vitamin-D-Spiegel im Blut ist.

Optimieren Sie bei Asthma daher in jedem Fall Ihre Vitamin-D-Versorgung (evtl. nach einer Bestimmung Ihres Vitamin-D-Spiegels bei Ihrem Arzt).

Wie Sie sich optimal mit Vitamin D versorgen können, lesen Sie z. B. hier: Vitamin D – Die richtige Versorgung mit dem Sonnenvitamin

Bestimmte Lebensmittel bei Asthma meiden

Neben den oben beschriebenen Vitalstoffen, die bei Asthma sehr hilfreich sein können, sollte man zudem Lebensmittel meiden, die dafür bekannt sind, Entzündungen auszulösen, damit das Immunsystem nicht unnötig belastet wird. Zu den häufigsten Lebensmittelallergenen, die zu einer übermässigen Immunantwort führen, zählen vor allem industriell verarbeitete Nahrungsmittel aller Art. Zusatzstoffe und Konservierungsmittel können bei Asthmatikern schwere Attacken auslösen.

Aber auch Milchprodukte und glutenhaltige Getreideprodukte können sehr entzündlich wirken und tragen ausserdem zur Übersäuerung und Schleimbildung bei. Ein saures Milieu und eine unverhältnismässige Schleimbildung sind der ideale Nährboden für schädliche Bakterien und Pilze.

Um effektiv Entzündungen im ganzen Körper abzubauen, sollte man deshalb auf jeden Fall industriell gefertigten Nahrungsmittel, Milch, Mehl, Zucker und säurebildende Lebensmittel meiden. Aber auch Soja-Produkte und Erdnüsse sind dafür bekannt, dass sie bei Asthmatikern oder Allergikern häufig eine entzündliche Überreaktion herbeiführen.

Um das Immunsystem nicht zu belasten, sollte man bei Asthma deshalb auch solche Lebensmittel meiden.

Heilkräuter bei Asthma

Verschiedene Heilkräuter können geschickt kombiniert werden und die Lungen und Atemwege so stärken, dass Asthmaanfälle immer seltener werden. So gibt es beispielsweise Heilkräuter, die entzündungshemmend wirken, gleichzeitig entkrampfen und beruhigen sowie den Schleim lösen und verflüssigen.

Die meisten Heilkräuter können in Form von Tee getrunken werden. Andere gibt es in Tablettenform oder als Tinktur.

Welche Heilkräuter Sie bei Asthma einsetzen können, haben wir hier beschrieben: Heilkräuter bei Asthma und hier: Heilpflanzen für die Lungen und Atemwege
Begleitende Massnahmen bei Asthma

Typische Allergene aus der Umwelt kommen jedoch nicht nur in Lebensmitteln vor. Auch Schimmel, Milben, Bakterien, Staub, Chemikalien und andere Schadstoffe können eine übermässige Immunantwort auslösen. Um das Immunsystem etwas zu schonen und den Körper nicht noch mehr zu belasten, sollte man bei Asthma versuchen, nicht in Kontakt mit solchen Substanzen zu kommen.

Herkömmliche Lufterfrischer, Putzmittel oder auch Parfüms enthalten beispielsweise eine Vielzahl an Stoffen, die einen Asthmaanfall hervorrufen können. Daher ist es ratsam, die Wohnung mit natürlichen Reinigungsprodukten sauber zu halten und auf Produkte zurückzugreifen, die natürliche antimikrobielle Eigenschaften besitzen.

Aber auch bei der täglichen Kosmetik und Pflege sollte man gerade bei Asthma auf natürliche Produkte achten, die den Körper nicht mit schädlichen Chemikalien belasten. Das gleiche gilt auch für Medikamente und Nahrungsergänzungen: die Einnahme von ausschliesslich natürlichen Produkten ohne künstliche Zusatzstoffe können nicht nur bei Asthma die Regeneration beschleunigen.

Asthma durch Traumata

In seltenen Fällen können auch Geburtstraumata und Traumata am oberen Halswirbel zu asthmatischen Symptomen beitragen. Um herauszufinden, ob die Ursache der eigenen Asthmaerkrankung damit zusammenhängt, sucht man am besten einen Chiropraktiker auf.

Eine chiropraktische Behandlung der oberen Halswirbelregion kann dazu beitragen, die Atemfunktion zu verbessern.

Chiropraktik hilft zudem dabei, die normale Bewegungsfreiheit der Wirbelsäule und die optimale Funktion des neurologischen Systems wiederherzustellen. Dadurch wird offenbar das Immunsystem beeinflusst und Entzündungen werden im ganzen Organismus beseitigt.

Eine chiropraktische Behandlung kann auch bei Kindern zu mehr Ausgeglichenheit und einem gestärkten Immunsystem beitragen.
Asthma bei Kindern vorbeugen

Da sich das Immunsystem während der Kindheit noch enorm entwickelt, kann man besonders in dieser Zeit mit einfachen Massnahmen für ein starkes Abwehrsystem sorgen.
Gesunde Ernährung gegen Asthma

Eine abwechslungsreiche und gesunde Ernährung von Kind auf, ist einer der wichtigsten Punkte, die dabei helfen können, Asthma vorzubeugen und das Immunsystem zu stärken.
Asthma durch Stillen vorbeugen

Die erste Nahrung, die Neugeborene bekommen, ist im besten Fall die Muttermilch. Das Stillen spielt bekannterweise eine grosse Rolle für das Immunsystem von Säuglingen. Das frisch geborene Kind hat noch kein ausgereiftes Abwehrsystem und wird durch die in der Muttermilch enthaltenen Stoffe geschützt und versorgt.

Kinder werden während der Schwangerschaft im Mutterleib und nach der Geburt über die Muttermilch auch mit Vitamin D versorgt. Vitamin D (wie oben bereits erwähnt) spielt ebenfalls eine wichtige Rolle für das Immunsystem und scheint auch Asthma beeinflussen zu können.

Eine wissenschaftliche Studie hat daher untersucht, ob die Vitamin D Versorgung der Mutter während der Schwangerschaft einen Einfluss auf die Entwicklung von Asthma bei Kindern hat.(4) Im ersten Lebensjahr konnten die Wissenschaftler einen Zusammenhang zwischen dem Vitamin D Gehalt der Mutter und einer Asthmaerkrankung des Kindes sehen - je höher die Vitamin D Versorgung der Mutter war, desto geringer war das Asthma-Risiko des Kindes.

Dieser Zusammenhang konnte jedoch nicht mehr bei älteren Kindern beobachtet werden.
Kinder nicht zu steril aufwachsen lassen

Viele Menschen sind der Meinung, dass man Asthma oder Allergien vorbeugen kann, indem man seine Kinder in einer nicht zu sterilen Umgebung aufwachsen lässt. Kinder neigen häufig dazu, alles in den Mund zu nehmen was ihnen über den Weg läuft. Einige Menschen vermuten, dass dieses Probieren auch zur Schulung des Immunsystems beiträgt. Auch wissenschaftliche Studien schreiben von einem solchen Zusammenhang.(4)

Da sich das Immunsystem in der Kindheit entwickelt, kann es durchaus sein, dass der frühe Kontakt mit Schmutz, Tierhaaren oder anderen körperfremden Stoffen das Abwehrsystem schult, welche Stoffe gefährlich sind und welche nicht.

Natürlich bedeutet das nicht unbedingt, dass man seine Kinder nur noch im Dreck spielen lassen sollte, aber zumindest draussen an der frischen Luft. Wenn Kinder sich im Garten oder auf dem Spielplatz austoben können, bekommen sie ausserdem die nötige Sonne zur Vitamin D Bildung und die ausreichende Bewegung, was mit Sicherheit nicht nur gut für das Immunsystem ist.

Man sollte allerdings immer darauf achten, dass Kinder nicht in einer Umgebung spielen, in denen sie giftigen Stoffen wie Autoabgasen oder Chlorgasen in Schwimmbädern ausgesetzt sind.
Ungeimpfte Kinder haben seltener Asthma

Auch Kinderimpfungen werden mit Asthma in Verbindung gebracht. Verschiedene wissenschaftliche Untersuchungen und Analysen haben ergeben, dass geimpfte Kinder häufiger an Asthma oder Allergien erkranken als ungeimpfte.(5) Abgesehen von den teilweise schweren gesundheitlichen Schäden, die Kinder durch Impfungen davon tragen können, bekommen geimpfte Kinder zudem vermehrt Allergien, chronische Bronchitis oder Asthma.

Asthma aus naturheilkundlicher Sicht

Aus naturheilkundlicher Sicht wird Asthma auch damit in Verbindung gebracht, dass in der Kindheit Hautausschläge beispielsweise durch Kortisonsalben unterdrückt wurden.(6) Die Unterdrückung der Ausschläge führt offenbar dazu, dass sich die Erkrankungen ins Innere des Körpers verlagern, da ihre Ursache nicht beseitigt wurde.

Man sollte generell keine Krankheiten unterdrücken, sondern ihren Ursachen auf den Grund gehen. Um Asthma vorzubeugen, kann es daher hilfreich sein, schon in der Kindheit dafür zu sorgen, dass Erkrankungen von Grund auf behandelt werden.

Fazit zu Asthma

Ein starkes und intaktes Immunsystem ist die Grundlage, um Asthma vorzubeugen, zu lindern oder gar ganz zu besiegen. Dabei spielt der Darm eine sehr wichtige Rolle. Um Asthma ganzheitlich zu behandeln, kann man zusammenfassend wie folgt vorgehen:

>   Eine Darmreinigung durchführen
>   Die Darmflora aufbauen

Sich basisch ernähren

Fertigprodukte, Fleisch, Milch, Zucker und Getreide meiden

Vermehrt entzündungshemmende Vitalstoffe zu sich nehmen

Zusätzlich natürliche Vitamine und Antioxidantien über Nahrungsergänzungen zuführen

Sonne tanken zur Vitamin D Produktion (allerdings ohne Sonnenbrand zu bekommen)

Natürliche Reinigungsprodukte verwenden

Natürliche Kosmetik benutzen

Eventuell chiropraktische Behandlung durchführen

Um Kinder vor Asthma zu schützen, können folgenden Punkte hilfreich sein:

Stillen Sie Ihr Kind so lange wie möglich

Achten Sie auch nach dem Stillen auf eine gesunde und abwechslungsreiche Ernährung, die auf viel frischem Obst und Gemüse basiert

Lassen Sie Ihr Kind viel draussen an der frischen Luft spielen

Meiden Sie gechlorte Schwimmbäder

Suchen Sie nach den Ursachen von Krankheiten und behandeln Sie diese (zusammen mit einem Therapeuten oder Heilpraktiker) mit Hilfe eines ganzheitlichen Konzepts

Informieren Sie sich über mögliche Folgen und den wirklichen Nutzen von Impfungen und entscheiden Sie anschliessend, ob die Impfung notwendig ist

Bluthochdruck senken

Bluthochdruck tut nicht weh. Trotzdem schädigt er schleichend die Blutgefässe und das Herz. Bluthochdruck ist damit ein wichtiger Risikofaktor für Schlaganfall und Herzinfarkt. Bluthochdruck führt ferner zu Schäden an den Nieren und den Augen, ist also nicht auf die leichte Schulter zu nehmen. Wenn auch Sie hohen Blutdruck haben, dann senken Sie ihn – aber auf natürliche Weise! Und seien Sie nicht überrascht, wenn die empfohlenen Massnahmen nicht nur ihren Blutdruck normalisieren, sondern andere Beschwerden damit ebenfalls verschwinden.
Bluthochdruck lässt sich natürlich senken

Bluthochdruck betrifft in den Industrieländern mittlerweile jeden dritten Erwachsenen (aber auch schon etliche Kinder). Viele der Betroffenen sind sich dessen gar nicht bewusst, da der Bluthochdruck zu Beginn oftmals keine spürbaren Beschwerden zeigt. Und wenn doch, so wird meist keine ernsthafte Ursache dahinter vermutet.

Kopfschmerzen, Schwindel, Ohrensausen, Kurzatmigkeit und allgemeine Schlappheit werden heute schnell den üblichen Stressfolgen zugeschrieben. Nach der tatsächlichen Ursache wird jedoch nicht gesucht. Doch genau das sollten Sie tun, denn erst wenn Ihr Arzt eine konkrete Diagnose erstellt hat, können Sie zielbewusst aktiv werden.

Sollte ihren Beschwerden tatsächlich eine Hypertonie (Bluthochdruck) zugrunde liegen, können Sie Ihren Bluthochdruck mit ganzheitlichen Massnahmen natürlich senken.

Das Besondere an der ganzheitlichen Vorgehensweise ist, dass Sie nicht nur Ihrem Blutdruck zeigen, wo sein Platz ist (nämlich bei etwa 120 zu 80), sondern Sie verbessern gleichzeitig Ihren möglicherweise erhöhten Cholesterinspiegel ebenso wie etwaig ungünstige Blutzuckerwerte.

Das Trio "Bluthochdruck, hoher Cholesterinspiegel und hohe Blutzuckerwerte" taucht nämlich sehr gerne gemeinschaftlich auf, oft dazu noch in Begleitung eines mehr oder weniger stark ausgeprägten Übergewichts. Wenn alle vier Beschwerden zusammen auftreten, spricht man von einem "Metabolischen Syndrom".

Doch ganz egal, ob der Bluthochdruck bei Ihnen nun im Rahmen des Metabolischen Syndroms oder alleine auftritt, die naturheilkundlichen Massnahmen gegen Bluthochdruck bleiben dieselben.
Bluthochdruck - Was ist das?

In den Blutgefässen kreist das Blut durch unseren Körper. Angetrieben wird der Blutkreislauf durch unser Herz. Es pumpt das Blut in sämtliche Körperbereiche. Wenn sich das Herz zusammenzieht, wird das Blut unter Druck zunächst in die Hauptschlagader (Aorta) gepumpt, von wo aus es dann in die Arterien gelangt. Die Druckwelle, die das Pumpen erzeugt, wird an der Halsschlagader oder am Handgelenk als Puls tastbar. Bei der Blutdruckmessung ergibt sich aus diesem Druck der obere (systolische) Wert.

Damit das Herz sich für den nächsten Pumpvorgang erneut mit Blut füllen kann, muss es sich zunächst erst wieder entspannen. Trotz dieser Entspannung besteht jedoch weiterhin ein gewisser – jetzt natürlich niedrigerer – Druck im Gefässsystem. Dieser geringere Druck ergibt dann den unteren (diastolischen) Blutdruckwert.

Die Blutdruckmessung

Wenn der Arzt nun Ihren Blutdruck misst, sagt er vielleicht: 120 zu 80. Was bedeutet das? Die erste Zahl (120) beschreibt den oberen, also den systolischen Wert, die zweite Zahl (80) den unteren, also den diastolischen Wert. In Schriftform sieht das so aus: 120/80 mmHg.

Die Einheit "mmHg" steht für "Millimeter Quecksilbersäule", da man früher mit quecksilberhaltigen Blutdruckmessgeräten arbeitete. Sie waren – ähnlich wie das auch bei Fieberthermometern der Fall war – mit einer Skala versehen, so dass man den Blutdruckwert am steigenden Quecksilber ablesen konnte.

Falls Ihr Blutdruck tatsächlich bei 120/80 mmHg angesiedelt sein sollte, brauchen Sie eigentlich nicht mehr weiter lesen. Ihr Blutdruck ist hervorragend, von Bluthochdruck keine Spur.

Bluthochdruck – Werte und Symptome

Ab einem Blutdruck von etwa 130/85 mmHg nimmt das Gesicht Ihres Hausarztes jedoch schon leicht mahnende Züge an. Vermutlich teilt er Ihnen mit, dass Sie keinen normalen Blutdruck mehr haben, sondern einen hochnormalen. Daher sollte man Ihren Blutdruck künftig im Auge behalten, meint er.

Und Sie – so lautet seine Empfehlung – sollten am besten all das meiden, was Sie bisher womöglich häufig gemacht haben: bei der Arbeit gestresst sein, gut und reichlich essen, zu Hause so oft wie möglich faul auf der Couch liegen und – wann immer es geht – zum Feiern abtauchen.

Natürlich nehmen Sie Ihren Arzt nicht für voll. Man lebt schliesslich nur einmal. Und Symptome verspüren Sie auch keine. Also dürfte alles bestens sein. Irgendwann – vielleicht erst Jahre später – klappt das mit dem Feiern nicht mehr so gut. Sie fühlen sich schlapp. Selbst der Ausflug vom Sofa in den Keller, um ein weiteres Fläschchen Bier zu holen, endet mit Herzklopfen und Kurzatmigkeit. In den Ohren rauscht es und der Kopf schmerzt. Schwindel bestimmt Ihren Alltag.

Verändern Sie Ihr Leben und haben Sie Spass dabei

Ein erneuter Arztbesuch bringt es ans Tageslicht: Ihr Blutdruck ist weiter gestiegen – mittlerweile auf 150/95 mmHg. Bereits ab 140/90 mmHg spricht man von Bluthochdruck.

Solange Ihr Blutdruck noch unter 180/110 liegt, können Sie – natürlich in Zusammenarbeit mit Ihrem Arzt – die Sache möglicherweise noch ohne Medikamente angehen. Das aber bedeutet, dass sich Ihr Leben ab sofort grundlegend verändern muss.

Sie werden feststellen, dass ungesundes Essen zwar ganz gut schmecken mag, gesundes Essen hingegen noch viel besser schmecken kann. Sie werden merken, dass faul sein gelegentlich zwar ganz nett ist, dass Ihnen Bewegung allerdings ein ganz anderes – nämlich lebendiges und attraktives – Körpergefühl vermitteln wird.

Sie werden nach wie vor feiern gehen, denn "feiern" bedeutet ja nicht zwangsläufig, dass Sie sich masslos mit Hochprozentigem vergnügen müssen. Kurzum, Sie werden erkennen, dass ein gesundes Leben viel mehr Spass macht als das vorige – ganz einfach deshalb, weil Sie wieder richtig fit sind und sich ausgesprochen wohl in Ihrer Haut fühlen werden.

Hier noch einmal die Übersicht über die Einteilung der Blutdruckwerte:

Bewertung Oberer (systolischer) Wert   Unterer (diastolischer) Wert Massnahme

Optimal	unter 120 mmHg	Unter 80 mmHg	Keine
Normal	120–129 mmHg	80–84 mmHg	Keine
Hochnormal	130–139 mmHg	85–89 mmHg	Ganzheitliche Massnahmen
Bluthochdruck	140–179 mmHg	90–109 mmHg	Entweder nur ganzheitliche Massnahmen oder Medikamente kombiniert mit ganzheitlichen Massnahmen
Bluthochdruck	180 mmHg	110 und mehr	Medikamente kombiniert mit ganzheitlichen Massnahmen

Bluthochdruck bei älteren Menschen normal?

Mit zunehmendem Alter steigt der Blutdruck ausserdem etwas an – und das ist auch ganz normal. Allerdings nur dann, wenn Sie über 70 oder noch besser über 80 Jahre alt sind und für 20 Schritte (in normaler Gehgeschwindigkeit) mehr als 8 Sekunden brauchen oder sich erst gar nicht mehr auf eigenen Füssen halten können. Dann darf der Blutdruck auch bei 140/90 liegen, aber nicht unbedingt höher.

Die dazu passende Studie soll allerdings vermutlich weniger den Bluthochdruck älterer Menschen verharmlosen, als vielmehr aufzeigen, dass älteren gebrechlichen Menschen die übliche medikamentöse Blutdrucksenkung weniger gut bekommt als ein moderater, aber unbehandelter Bluthochdruck – zumal überdies im Gespräch ist, dass ein höherer Blutdruck bei älteren Menschen gar vor der Alzheimer-Krankheit schützen können soll.

Bluthochdruck – Die Ursachen

Warum aber sollte man überhaupt einen hohen Blutdruck senken wollen? Bluthochdruck ist – auch dann, wenn er symptomlos verläuft – ein Zeichen dafür, dass im Körper etwas Gravierendes nicht stimmt. Denn Bluthochdruck entwickelt sich nicht einfach so. Bluthochdruck hat eine Ursache. Beachtet man den Bluthochdruck nicht, dann kann er sich weiterhin unbemerkt verstärken, was letztlich ernsthafte gesundheitliche Folgen haben kann, wie z. B. eine Schädigung des Herzens, einen Schlaganfall oder auch einen Herzinfarkt.

Daher ist es äusserst wichtig, auch einen beschwerdefrei verlaufenden Bluthochdruck ernst zu nehmen und nach der Ursache zu fahnden. In der Schulmedizin ist aber das nicht besonders üblich und man bezeichnet in über 90 Prozent aller Bluthochdurckfälle den Bluthochdruck als essentielle Hypertonie und somit als Bluthochdruck, für den keine organische Ursache vorzuliegen scheint.

Zwar werden schwerwiegende Bluthochdruckgründe wie z. B. eine Niereninsuffizienz überprüft, doch die nachfolgend beschriebenen Faktoren, die in naturheilkundlichen Kreisen Beachtung finden, nimmt die Schulmedizin nur selten ernst.

1. Bluthochdruck durch Übersäuerung

Normalerweise verfügt der Körper über einen ausgeglichenen Säure-Basen-Haushalt, denn er besitzt Regulationsmechanismen, mit denen er einen vorübergehenden Säureüberschuss problemlos ausgleichen kann. In der heutigen Zeit gelingt ihm dies jedoch immer seltener, denn die Flut an Säuren, die tagtäglich in den Körper gelangen, kann er längst nicht mehr kompensieren.

Ein ständiges Übermass an Säuren, das zur Übersäuerung führt, wirkt sich aus naturheilkundlicher Sicht im ganzen Körper aus - so auch auf die Fliesseigenschaft des Blutes. Durch den permanenten Säurekontakt verlieren die Blutzellen ihre Flexibilität und versteifen. In Folge dessen verdickt das Blut und der Blutfluss wird vermindert.

Damit dennoch alle Körperbereiche ausreichend mit Blut versorgt werden können, muss das Herz jetzt deutlich kräftiger pumpen, wodurch sich der Blutdruck entsprechend erhöht.

Die Hauptursache einer Übersäuerung ist wiederum sehr einfach erklärt: Es handelt sich um eine allgemein ungesunde Ernährungs- und Lebensweise, die folgendermassen charakterisiert ist:

zu viele säurebildende, stark verarbeitete und mit Schadstoffen belastete Nahrungsmittel – besonders wenn man häufig auswärts isst

zu viel Salz
zu viele Genussgifte und Drogen (Zucker, Koffein, Alkohol, Nikotin)
zu wenig gutes Trinkwasser
zu wenig Schlaf
zu wenig Bewegung
zu viel Stress

Eine solche Ernährungs- und Lebensweise führt letztlich immer dazu, dass der Körper sein gesundes Gleichgewicht verliert. Aus diesem Grund geht nahezu jede Blutdruckerkrankung auch mit einer Übersäuerung des Körpers einher.

2. Bluthochdruck durch Ablagerungen

Um dem permanenten Druck des Blutes auf die Arterien- und Venenwände standhalten zu können, müssen die Gefässwände elastisch und gleichzeitig voller Spannkraft sein. Werden die Blutgefässwände aber starr und brüchig, dann wird es problematisch. Ablagerungen bilden sich jetzt an den Gefässwänden, um die brüchigen Stellen zu kitten. Die Blutgefässe verengen sich dadurch und der Blutdruck muss steigen, damit trotz der immer enger werdenden Blutgefässe noch immer ausreichend Blut durch den Körper fliesst. Natürlich steigt auch jetzt die Gefahr für Thrombosen, Infarkte und Schlaganfälle.

Verschiedene Faktoren können zu dieser kritischen Brüchigkeit der Gefässwände, den Ablagerungen und damit zu Bluthochdruck beitragen:

Durch einen Mangel an Folsäure, Vitamin B6 und B12 steigt der Homocysteinspiegel. Homocystein ist ein giftiges Stoffwechselabbauprodukt. Seine Anwesenheit im Blut lässt die Menge der freien Radikale steigen. Diese wiederum führen zu chronischen Entzündungen, schädigen die Blutgefäß Wände und lassen die Fettsäuren – Bestandteile der Blutgefäß Wand – oxidieren.

Auch Bakterien, Medikamente, Schlacken, Säuren und Chemikalien führen zu einem erhöhten oxidativen Stresspegel in den Blutgefäßen, somit zu einer großen Zahl freier Radikale und diese wieder zu Schäden in der Blutgefäß Wand.

Wären gleichzeitig ausreichend Antioxidantien vorhanden, könnten die freien Radikale entschärft und Schäden verhindert werden. Das aber ist oft nicht der Fall. Also zählt auch ein Antioxidantien Mangel zu den wichtigsten Ursachen für Bluthochdruck.

Auch ein Mangel an Calcium kann die Arterienverkalkung (Ablagerungen) verstärken oder initiieren. Daher sollte die Calciumversorgung überprüft und gegebenenfalls mit einem passenden Nahrungsergänzungsmittel (Sango Meeres Koralle) optimiert werden. Calcium sollte ferner immer in Kombination mit Vitamin D und Vitamin K eingenommen werden, da sich alle drei hervorragend ergänzen und gegenseitig brauchen. Denn Vitamin K sorgt dafür, dass das Calcium im Körper ordnungsgemäß verteilt wird, also eher in die Knochen gelangt und eben nicht für den

Aufbau von Ablagerungen an den Gefäßwänden genutzt wird. Vitamin D hingegen ermöglicht überhaupt erst die Resorption relevanter Calciummengen aus dem Darm. Überdies kann auch ein Vitamin-D-Mangel Bluthochdruck mitverursachen bzw. eine Arteriosklerose begünstigen. (Siehe auch weiter unten unter "Nahrungsergänzungsmittel, die den Blutdruck natürlich senken", unter 6.)

3. Bluthochdruck durch Stress und psychische Überlastung

Viele Bluthochdruckpatienten haben eine Eigenschaft gemein: Sie neigen dazu, sich ständig selbst "unter Druck" zu setzen. Sie haben den Anspruch, sämtliche Aufgaben die ihnen zugeteilt werden ebenso wie jene, die sie sich selbst auferlegen, mit möglichst150-prozentigem Einsatz zu erledigen. Alleine diese Haltung setzt sie permanentem Stress aus.

Dann kommt noch erschwerend hinzu, dass diese Menschen aufgrund ihrer hohen Erwartungshaltung dazu neigen, sich häufig nicht nur über sich selbst, sondern auch über ihre Mitmenschen zu ärgern, ohne dies jedoch zu kommunizieren, denn das fällt ihnen ausgesprochen schwer. Stattdessen schlucken sie ihren Ärger hinunter.

Diese Eigenschaft erzeugt eine andauernde innere Unruhe, die den ohnehin schon hohen Stresspegel der Betroffenen noch weiter in die Höhe treibt. Stresshormone jedoch sorgen automatisch dafür, dass der Blutdruck steigt. Wird der Stress chronisch, dann steigt auch gleich der innere – der oxidative – Stress und dieser wiederum ist bekanntlich ein gravierender Risikofaktor für Schäden der Blutgefäß Wände und somit auch für Bluthochdruck.

4. Bluthochdruck durch Antibabypille

Bei jüngeren Bluthochdruckpatientinnen könnte auch die Antibabypille Auslöserin des Bluthochdruckes sein, da Pille Nehmerinnen deutlich häufiger von Bluthochdruck betroffen sind als Frauen, die auf andere Art verhüten.

5. Bluthochdruck durch schwache Nieren

Liegt eine Nierenschwäche vor, so versuchen die Nieren ihre Durchblutung zu erhöhen, in der Hoffnung, dadurch wieder leistungsfähiger zu werden. Zur Erhöhung der Durchblutung muss zunächst der Blutdruck nach oben geschraubt werden. Das gelingt den Nieren sehr gut, da sie ein blutdrucksteigerndes Hormon bilden können. Bei Bluthochdruck daher immer auch die Nieren im Auge behalten – zumal andererseits auch ein chronischer Bluthochdruck genauso auf Dauer die Nieren schädigen kann.

6. Bluthochdruck durch hohe Harnsäurewerte

Eine ähnliche Wechselwirkung ist bei hohen Harnsäurewerten möglich. Wenn Sie also wissen, dass Ihr Harnsäurespiegel öfter zu hoch ist oder Sie gar gelegentlich von Gichtanfällen attackiert werden, dann könnte auch dieser Punkt zu hohem Blutdruck führen.

Sobald Sie harnsäuresenkende Maßnahmen ergreifen, wird auch ein harnsäurebedingter Blutdruck sinken.

Die meisten dieser möglichen Ursachen finden in der Schulmedizin kaum Beachtung. Hier werden recht schnell Blutdrucksenker verschrieben.
Was macht die Schulmedizin gegen Bluthochdruck?

Auch wenn es in allen medizinischen Leitlinien zur Hochdruckbehandlung heißt, dass so genannte Lebensstiländerungen wie eine Umstellung der Ernährung, mehr Bewegung und ggf. auch eine Gewichtsabnahme Teil der Therapie sein sollten, kommen diese in der Praxis häufig zu kurz. Und auch in den Leitlinien zur Behandlung der arteriellen Hypertonie der Deutschen Hochdruckliga e.V. (DHL) fristen Lebensstiländerungen doch ein rechtes Mauerblümchendasein auf nur wenigen Seiten.

Ein Rezept für einen Blutdrucksenker ist hingegen schnell ausgestellt. Einen Hochdruckpatienten eingehend über gesunde Ernährung zu informieren und ihn zu mehr Bewegung und zum Abnehmen zu motivieren, dauert hingegen sehr viel länger und wird nicht ausreichend honoriert. Zudem wird der Effekt dieser Maßnahmen meist völlig unterschätzt, die Wirkung von Blutdrucksenkern hingegen gerne überschätzt – dafür legt sich die Pharmaindustrie auch kräftig ins Zeug.

Falls Sie nur ein einziges Medikament gegen Bluthochdruck verordnet bekommen, dann vermag dieses Ihren Blutdruck nur um 5 bis 15 mmHg zu senken[3]. Das aber schaffen Sie locker auch mit mehr Bewegung und einer gesunden Ernährung, wie Sie gleich noch sehen werden!

Weil also EIN Medikament allein zu keinem drastischen Absenken des Blutdruckes führt, bekommen 40 bis 78 Prozent aller Hochdruckpatienten zwei und mehr Medikamente gleichzeitig verschrieben (Leitlinien zur Behandlung der arteriellen Hypertonie[1], S. 48). Doch damit potenzieren sich nicht nur die erwünschten, sondern auch die unerwünschten Wirkungen.

Blutdrucksenker und ihre Nebenwirkungen

Zu den häufigsten Nebenwirkungen der am meisten verordneten Blutdrucksenker (gemäß der jeweiligen Fachinformation) zählen – wer hätte es gedacht – Blutdruckabfall. Nur leider fällt der Blutdruck nicht einfach nur bis zu einem gesunden Wert, sondern oft weit tiefer, nämlich so tief, dass sich nicht selten Symptome eines zu niederen Blutdrucks einstellen.

Betablocker (Propranolol, Metoprolol, Bisoprolol und andere mit der Endung "-olol") können müde machen, zu Schwindel, Kopfschmerzen und Konzentrationsstörungen führen. Sie verlangsamen den Herzschlag, beim Aufstehen kann einem "schwarz vor Augen" werden. Insgesamt treten sie dem Stoffwechsel "auf die Bremse", sodass man leicht Gewicht zulegt bzw. sich beim Abnehmen schwer tut. Außerdem senken Betablocker durch den "gebremsten" Herzschlag die körperliche Leistungsfähigkeit. Daneben verschlechtern sie den Zuckerstoffwechsel und können bei Asthmaneigung zu Atemnot führen.

ACE-Hemmer (Captopril, Lisinopril, Enalapril, Ramipril und andere mit der Endung "-pril") können ebenfalls Müdigkeit, Schwindel und Kopfschmerzen sowie Verdauungsbeschwerden verursachen. Auch Muskelkrämpfe oder -schmerzen sind häufig. Daneben kann der Kaliumspiegel im Blut ansteigen (was Herzrhythmusstörungen verursachen kann!) und gelegentlich treten Gesichtsschwellungen auf (angioneurotisches Ödem), die unter Umständen lebensbedrohlich sein können. Die für ACE-Hemmer typischste Nebenwirkung ist jedoch ein lästiger trockener Reizhusten, unter dem 15 bis 30 Prozent aller Patienten leiden[4], häufig besteht auch Atemnot.

Sartane (Losartan, Valsartan, Candesartan und andere mit der Endung "-sartan") verursachen ähnliche Nebenwirkungen wie ACE-Hemmer, jedoch treten diese insgesamt etwas seltener auf. Sartane führen nicht zu Reizhusten und werden deshalb gerne als Alternativpräparat bei Patienten eingesetzt, die einen ACE-Hemmer wegen Reizhusten nicht vertragen.

Kalziumantagonisten (Nifedipin, Nitrendipin, Felodipin und andere mit der Endung "-dipin") führen vor allem zu Beginn der Behandlung sehr häufig zu

Kopfschmerzen und Wassereinlagerungen in den Beinen, auch Schwindel und Benommenheit, Übelkeit und Hautrötungen treten häufig auf.

"Wassertabletten" = Diuretika (z.B. Hydrochlorothiazid, Xipamid, Indapamid, zum Teil auch in Kombination mit Amilorid oder Triamteren) verursachen sehr häufig Störungen im Mineralhaushalt (zu starker Verlust von Kalium, Natrium, Magnesium!) und im Fettstoffwechsel. Häufig sind Appetitlosigkeit, Übelkeit, Hautausschläge und Potenzstörungen. Sie führen – wie die Betablocker – nicht selten zu orthostatischer Hypotonie ("Schwarzwerden vor den Augen" beim Aufstehen).

Sie sehen, Blutdrucksenker können diverse Nebenwirkungen haben und viele Hochdruckpatienten fühlen sich – vor allem in den ersten Behandlungswochen – ohne ihr Blutdruckmittel besser als mit. Bitte setzen Sie vom Arzt verordnete Blutdruckmedikamente trotzdem nicht eigenmächtig ab! Wenn Sie unsere Ernährungs- und Bewegungsempfehlungen befolgen und sich erste Erfolge einstellen, kann in Absprache mit Ihrem Arzt die Dosierung reduziert oder auch ein Medikament schließlich ganz weggelassen werden.

Sie werden nachfolgend sehen, dass manchmal schon kleine Änderungen genügen, um eine Blutdrucksenkung zu erreichen – man muss nur wissen, was sich besonders lohnt!

Ganzheitliche Maßnahmen gegen Bluthochdruck

Aus diesem Grund haben wir für Sie eine Tabelle erstellt, die deutlich zeigt, welch enorme Auswirkung eine einfache Veränderung der Lebensweise auf den Blutdruck hat. Und sollten Sie es schaffen, alle erwähnten Maßnahmen umzusetzen (wobei viele der Empfehlungen ohnehin in einander greifen), brauchen Sie sich um Ihren Blutdruck schon bald nicht mehr zu sorgen.

Maßnahme	Senkung oberer (systolischer) Wert	Senkung unterer (diastolischer) Wert
Gewichtsabnahme von 5 kg	Ø 4,4 mmHg	Ø 3,6 mmHg
Gesunde Ernährung mit viel Obst und Gemüse (> 3,5 g Kalium / Tag)6	ca. 7 mmHg	ca. 2–3 mmHg
Kochsalz einschränken (ca. 5 g / Tag)[1],6	4–6 mmHg	ca. 4 mmHg
Alkoholkonsum senken (< 20 Gramm / Tag)[7]	2–4 mmHg	ca. 6 mmHg
Körperliche Aktivität (3 bis 4-mal pro Woche 30–45 Minuten)[1]	4–8 mmHg	ca. 6 mmHg
Omega-3-Fettsäuren (z. B. Fischölkapseln mit 3 g Fischöl / Tag)[5]	4 mmHg	2,5 mmHg

Nachfolgend erklären wir Ihnen, warum diese Maßnahmen und viele weitere zur Normalisierung des Blutdrucks so effektiv sind.

Bluthochdruck mit gesunder Ernährung senken

Eine gesunde basenüberschüssige Ernährungsweise entlastet den Organismus nicht nur und liefert ihm eine Vielzahl wertvoller Nähr- und Vitalstoffe. Sie wirkt auch einer Übersäuerung entgegen und unterstützt eine zügige Ausleitung der unterschiedlichsten Schlacken.

Zu jenen Lebensmittel, denen man eine konkrete blutdrucksenkende Wirkung nachsagt, gehören:

 Buchweizen
 Kartoffeln
 Rote Bete
 Wassermelonen
 Birnen

Zudem ist eine basenüberschüssige Ernährung gleichzeitig auch reich an Kalium, einem Mineral, welches als Gegenspieler des "schlechten" Natriums (siehe weiter unten unter "Weniger Salz senkt Bluthochdruck") einen besonders günstigen Einfluss auf den Blutdruck hat6.

Im Übermaß ist Kalium – wie wir oben im Kapitel über die Blutdruckmedikamente gesehen haben – jedoch wieder ungünstig. Ein Übermaß an Kalium kann allerdings allein mit der Ernährung nicht erreicht werden, sondern nur durch Medikamente. Die Ernährung sollte also eindeutig kaliumreich sein. Denn wer sich kaliumarm ernährt – und die übliche Ernährung ist sehr kaliumarm – hat ein erhöhtes Risiko für Bluthochdruck und Schlaganfälle[6]. Der Tagesbedarf liegt bei mindestens 3,5 Gramm Kalium pro Tag, eine Menge, die von vielen Menschen nicht erreicht wird[12], was auch nicht wundert, denn die kaliumreichsten Lebensmittel werden oft nur ungern verzehrt:

Hülsenfrüchte wie z. B. Soja, Bohnen, Linsen, Erbsen

Gemüse wie z. B. Pastinaken, Fenchel, Kartoffeln, Sellerie, Kohl, Petersilie

Obst wie z. B. Bananen, Papayas, Datteln

Trockenobst wie z. B. getrocknete Aprikosen, Datteln, Feigen, Rosinen

Nüsse wie z. B. Walnüsse

Esskastanien

Selbstverständlich darf bei einer gesunden Ernährung auch genascht werden:
Gesunde Süßigkeiten bei Bluthochdruck

Wenn Sie die Lust auf Süßes packt, lassen Sie ein Stückchen Bitterschokolade (Kakaoanteil möglichst 80 Prozent oder mehr) langsam im Mund zergehen.

Dunkle Schokolade enthält kaum Zucker, dafür wertvolle Polyphenole, die sich günstig auf den Blutdruck auswirken – allerdings nur bei regelmäßigem Verzehr, wie eine Auswertung mehrerer Studien zeigt14. In einer deutschen Studie erzielten 6,3 Gramm dunkle Schokolade pro Tag nach zwei Wochen eine Blutdrucksenkung durchschnittlich um knapp 3 mmHg systolisch und knapp 2 mmHg diastolisch15.

Um den günstigen Effekt von Kakao ohne allzu viele Kohlenhydrate bzw. Kalorien zu nutzen, können Sie täglich ein bis zwei Teelöffel Kakaopulver (Kakao pur ohne Zucker!) in Speisen (z.B. Müsli, Nuss Mus, Mandelmus) oder Getränke (lecker z. B. in Getreidekaffee) einrühren. Auch köstliche Säfte können Süß schmecken und dazu noch Ihren Blutdruck senken:
Frisch gepresste Säfte gegen hohen Blutdruck

Der hohe Nitratgehalt in Roter Bete, sowie der einiger anderer Gemüsesorten wie z. B. Weißkohl, Spinat und Fenchel macht sie zu effektiven Blutdrucksenkern. Während man früher Nitrat in der Nahrung grundsätzlich für schädlich hielt, weiß man heute, dass es im Körper mittels spezieller Enzyme zu Stickstoffmonoxid (NO) abgebaut wird. Und genau diese Eigenschaft wird derzeit zu therapeutischen Zwecken genutzt.

NO ist eine körpereigene Substanz, die u. a. in den Blutgefäß wänden gebildet wird. Einerseits wirkt NO entzündungshemmend und andererseits entspannt es die Gefäßmuskulatur, so auch jene der Blutgefäß

Wände, so dass sich diese weiten. Damit trägt NO zur Senkung des Blutdrucks bei.

Eine diesbezügliche Studie[20] wurde an der Queen Mary Universität in London durchgeführt. 15 Probanden, die trotz systolischer Blutdruckwerte von 140 bis 159 mmHg nicht medikamentös eingestellt waren, nahmen an der Studie teil. Das Ergebnis war beeindruckend: Alleine durch das tägliche Trinken von einem viertel Liter Rote-Bete-Saft sank der systolische Blutdruck um 12 mmHg und auch der diastolische Wert reduzierte sich deutlich.

Dieser Effekt war drei bis sechs Stunden nach dem Trinken des Saftes am größten und hielt über 24 Stunden an. Auch andere Säfte haben sich bereits als wirksam erwiesen. So konnte z.B. ein halber Liter frisch gepresster Karottensaft täglich ebenfalls den Blutdruck senken.

Genauso ist Granatapfelsaft ein hervorragendes Mittel gegen Bluthochdruck: Granatapfelsaft senkt den Blutdruck
Weniger Salz senkt Bluthochdruck

Eine herkömmliche Ernährungsweise liefert täglich zwischen 8 und 12 Gramm Kochsalz (= Natriumchlorid). Das entspricht in etwa dem Doppelten der empfohlenen Tagesmenge von 5 Gramm. Interessanterweise stammen ganze 75 Prozent dieser Salzmenge aus industriell hergestellten Nahrungsmitteln, also nicht aus dem Salzstreuer des Konsumenten. Daher lautet die Devise:

Kaufen Sie keine Fertiggerichte, Konserven, Fastfood, Geräuchertes, Gepökeltes (Wurstwaren!) oder Knabberartikel (Chips, Flips etc.), denn sie enthalten Große Mengen an Salz.

Machen Sie um Imbissbuden und Schnellrestaurants einen Bogen, denn hier wird besonders viel Salz verwendet.

Würzen Sie zu Hause Ihre Speisen mit frischen, aromatischen Kräutern oder Kräutersalz. Letzteres besteht zu einem Teil aus Kräutern und somit aus weniger Salz.

Wenn es doch einmal Salz sein muss: Verwenden Sie alternative Salze, z. B. Pansalz, bei dem ein Teil des Natriumchlorids, welches den Blutdruck in die Höhe treibt, durch Magnesiumsulfat und Kaliumchlorid ersetzt wurde. Auch Dr. Jacob´s Blutdruck-Salz können Sie verwenden. Es enthält nur halb so viel Natrium wie normales Salz enthält, dafür mehr Kaliumchlorid.

Bitte beachten Sie: Wenn Ihre Nieren nicht mehr richtig arbeiten (Niereninsuffizienz), bitte auch vor Verwendung dieser Salzalternativen mit Ihrem Arzt Rücksprache halten!

Je geringer der Salzkonsum umso schneller reguliert sich der Blutdruck

Eine Beschränkung der Salzzufuhr auf die empfohlenen 5 Gramm pro Tag senkt hohen Blutdruck durchschnittlich um systolisch 5,0 mmHg und diastolisch 2,7 mmHg9. Wenn Sie noch etwas konsequenter sind, können Sie auch deutlich mehr erreichen, wie eine Studie an Hochdruckpatienten zeigte:

Die Forscher wählten Probanden aus, die trotz der Einnahme von drei bis vier verschiedenen Blutdruckmedikamenten (!) nicht ausreichend auf die Therapie ansprachen. Eine Beschränkung der Kochsalzaufnahme auf maximal 3 Gramm pro Tag zeigte, dass der systolische Blutdruck um 22,7 mmHg und den diastolischen Blutdruck um 9,7 mmHg gesenkt werden konnte11.

Oft heißt es, Salz habe keinen Einfluss auf den Blutdruck. Das liegt daran, dass es Menschen gibt, deren Blutdruck eben nicht auf eine Salzreduktion anspricht. Dass es salzempfindliche und salzunempfindliche Menschen gibt, haben wir schon hier erklärt. Bevor Sie jedoch nicht sicher wissen, dass Sie zu den salzunempfindlichen gehören, sollten Sie es in jedem Fall zuerst einmal mit weniger Salz probieren.

10 Nahrungsergänzungsmittel, die den Blutdruck natürlich senken

Viele Nahrungsergänzungsmittel können den Blutdruck senken helfen. Wir stellen eine Auswahl jener vor, deren Wirkung bereits durch Studien oder eindeutige Erfahrungswerte belegt ist:

1. Omega-3-Fettsäuren gegen Bluthochdruck

Bei Bluthochdruck ist auch eine ausreichende Zufuhr von Omega-3-Fettsäuren außerordentlich wichtig, denn diese Fettsäuren entspannen die Muskulatur der Blutgefäß Wände und halten sie auf diese Weise elastisch. Darüber hinaus erhöhen sie die Fließfähigkeit des Blutes. Daher haben sich Omega-3-Fettsäuren auch in wissenschaftlichen Studien als wirksame Blutdrucksenker erwiesen.16

Zu den besten pflanzlichen Omega-3-Quellen gehören Leinöl17 oder Leinsamen. In einer Studie mit Hochdruckpatienten, die zudem unter Gefäßverengungen in den Beinarterien ("Raucherbein") litten, konnten 30 Gramm Leinsamenschrot pro Tag den Blutdruck um beeindruckende 15 mmHg (systolisch) bzw. 8 mmHg (diastolisch) senken18. Mehr schafft oft auch ein Blutdruckmedikament nicht!

Doch Achtung: Leinöl bitte nur für die kalte Küche verwenden und nicht erhitzen. Bei der Verwendung von Leinsamen ausreichend trinken (zwei Liter pro Tag), sonst droht Verstopfung!

Wenn Leinöl und Leinsamen nicht so "Ihr Ding" sind, können Sie auch zum DHA-Algenöl (vegan) oder zu Krill Öl-Kapseln greifen, die deutlich besser verträglich und verdaulich sind als Fischöle. Auch können Sie mehr Mandeln und Walnüsse in Ihren Speiseplan aufnehmen. Beide können nicht nur den Blutdruck, sondern vor allem auch den Cholesterinspiegel senken – doppelter Schutz für Ihr Herz-Kreislauf-System! Nur neun Walnüsse plus ein Teelöffel Walnussöl täglich senken den Blutdruck sowohl in Ruhe als auch unter Stress[19].

Neben dem bereits genannten Krillöl gibt es noch weitere Nahrungsergänzungen, die Ihren Blutdruck senken können:

2. Magnesium

Magnesium wirkt entspannend und entkrampfend – auch auf die Blutgefäße. Dass Magnesium den Blutdruck senken kann, haben inzwischen viele Studien ergeben[23]. In der Regel zeigte sich erst bei Dosierungen von 960 Milligramm Magnesium pro Tag oder mehr ein deutlicher Effekt. Dieser ist besonders ausgeprägt, wenn tatsächlich ein Magnesiummangel vorliegt. Das ist z. B. bei Hochdruckpatienten, die entwässernde Medikamente (Diuretika) einnehmen, gar nicht so selten. Als Nebenwirkung dieser Präparate gehen dem Körper auch wertvolle Mineralstoffe wie Kalium und eben Magnesium verloren. Wird der Mangel durch ein Magnesiumpräparat ausgeglichen, sinkt der Blutdruck um 12 mmHg systolisch und 8 mmHg diastolisch[24].

3. Coenzym Q10

Coenzym Q10 kann bei einigen Hochdruckpatienten den Blutdruck signifikant um 11 bis 17 mmHg systolisch und 8 bis 10 mmHg diastolisch senken[25]. Coenzym Q10 zeigte die besten Ergebnisse bei Blutspiegeln über 2 Mikrogramm pro Milliliter. Die dafür erforderlichen Dosierungen schwankten jedoch erheblich von Patient zu Patient und lagen zwischen 75 und 360 Milligramm täglich.

Die Einnahme von Coenzym Q10 senkt den Blutdruck nicht sofort, sondern ganz allmählich. Es gibt allerdings auch Menschen, deren Blutdruck nicht darauf anspricht. Dann profitiert der Körper jedoch in anderer Hinsicht von der Coenzym Q10- Einnahme.

4. L-Arginin

Die Aminosäure L-Arginin ist ein wahrer Tausendsassa für das Gefäßsystem. Sie stimuliert die körpereigene Bildung von Stickstoffmonoxid (NO – siehe oben bei den Säften), welches die Gefäße weitet und so den Blutdruck senkt.

Die Behandlung mit L-Arginin (ab einer Zufuhr von 3 Gramm täglich) kann den systolischen Blutdruckwert um 5,4 mmHg, den diastolischen um 2,7 mmHg absenken[26]. Darüber hinaus reduziert die Aminosäure das Arteriosklerose-Risiko, indem sie die Gefäß Funktion verbessert und Ablagerungen in den Gefäßen vorbeugt.

L-Arginin ist besonders reichlich im Erbsenprotein enthalten, einem natürlichen pflanzlichen Eiweißpräparat. Nimmt man davon die empfohlene Tagesdosis (40 g), versorgt diese bereits mit 2,8 g L-Arginin – und dazu noch mit vielen anderen wichtigen Stoffen, wie z. B. mit sehr viel Eisen. Wenn Sie zusätzlich noch eine Handvoll Erdnüsse (in der Schale, also ungelöst und ungesalzen) oder Mandeln knabbern, dann haben Sie Ihre 3 g L-Arginin locker beisammen.

5. Knoblauchextrakt

Die im Knoblauch enthaltenen Substanzen verbessern die Fliesseigenschaft des Blutes, indem sie es auf natürliche Weise verdünnen. Zudem zeigen sie eine Gefäß stärkende, Gefäß entspannende und gefäßerweiternde Wirkung.

Somit trägt der Knoblauchextrakt erheblich zu einem verbesserten Blutfluss und einer erhöhten Spannkraft der Gefäße bei.

In einer australischen Studie[27] konnte die Einnahme von zwei Knoblauchkapseln täglich, über einen Zeitraum von 12 Wochen den Blutdruck (über 140 mmHg systolisch) um durchschnittlich 12 mmHg senken.

Hinweis: Knoblauchextrakte wirken blutverdünnend, daher dürfen sie nicht mit blutverdünnenden Medikamenten kombiniert werden und müssen auch vor einer Operation abgesetzt werden.

6. Vitamin D

Auch die positive Wirkung von Vitamin D auf den Blutdruck ist hinlänglich bewiesen. So konnte beispielsweise in einer dänischen Studie mit 180 Bluthochdruckpatienten durch die Gabe von täglich 3.000 IE Vitamin D der obere (systolische) Blutdruckwert durchschnittlich um 7 mmHg gesenkt werden21.

Eine amerikanische Studie ergab, dass die Blutgefäße bei Menschen mit niedrigem Vitamin-D-Spiegel generell weniger elastisch sind22. Sobald der Vitamin-D-Mangel jedoch durch entsprechende Substitution behoben war, verbesserte sich die Flexibilität der Gefäße und der Blutdruck sank durchschnittlich um 4,6 mmHg.

Die Blutdruck senkende Wirkung von Vitamin D liegt in erster Linie in seiner Eigenschaft begründet, spezielle Botenstoffe (z. B. Angiotensin II), die zur Gefäßverengung beitragen und so den Blutdruck erhöhen, in ihrer Aktivität zu hemmen.

Vitamin D kann hervorragend mit Vitamin K und Calcium kombiniert werden (siehe dazu weiter oben unter "Bluthochdruck durch Ablagerungen").
7. Kiefernrindenextrakt

OPC, der Stoff aus den Traubenkernen und aus Kiefernrinden, wirkt nicht nur sehr positiv auf die Haut (z. B. gegen Schuppenflechte), sondern kann auch den Blutdruck senken. Eine sehr aussagekräftige Studie haben wir hier beschrieben. Bereits 150 mg Kiefernrindenextrakt führten in dieser Untersuchung zu einer Verbesserung der Durchblutung um 66 Prozent und infolgedessen zu einer Senkung des Blutdrucks.

8. Brennnessel

Wenn Sie gerne Kräutertees trinken, dann könnte Brennnesseltee eine gute Idee sein. Auch Brennnesselgemüse oder Brennnessel Pesto kommen – regelmäßig verzehrt – in Frage. Denn die Brennnessel ist Bestandteil volksheilkundlicher Bluthochdrucktherapien. Sie soll das Blut verdünnen, seine Fliesseigenschaft verbessern und die Blutgefäße entspannen.

9. Entsäuerungsprogramm

Wie weiter oben erklärt, ist eine chronische Übersäuerung an der Entstehung von Bluthochdruck häufig mitbeteiligt. Infolgedessen ist eine Entsäuerung eine wichtige naturheilkundliche Maßnahme, um den Blutdruck natürlich zu senken.

Eine Entsäuerung kann auf verschiedene Arten durchgeführt werden. Man wählt jenes Entsäuerungsprogramm, das besonders gut zur persönlichen Situation und zum individuellen Zustand passt. Bei nur geringfügig erhöhtem Blutdruck könnte man mit diesem Entsäuerungsprogramm ansetzen. Bei stärkerem Bluthochdruck geht man vorsichtiger vor und startet mit Basentees am Morgen und Abend und nimmt regelmäßig basische (Fuß-)Bäder. Die Umstellung der Ernährung in Richtung basenüberschüssig ist natürlich eine wichtige Begleitmassnahme bei jedweder Entsäuerung.

10. Darmsanierung

Ein gesunder Darm und eine gesunde Darmflora haben bekanntlich positive Einflüsse auf den gesamten Organismus – und so auch auf den Blutdruck. Zwar kennt man die Zusammenhänge noch nicht genau. Doch zeigte sich in Studien, dass eine gesunde Darmflora bzw. die Einnahme von Probiotika auch einen zu hohen Blutdruck senken kann: Probiotika senken Blutdruck und Probiotika gegen das metabolische Syndrom

Genauso hilft die regelmäßige Einnahme von Flohsamen dabei, nicht nur den Blutdruck, sondern auch gleich den Cholesterinspiegel, Übergewicht und die Blutzuckerwerte zu senken.

Bewegung gegen Bluthochdruck

Für den Fall, dass Ihre Blutdruckwerte nicht über 160/100 mmHg liegen, kann vermehrte körperliche Aktivität Ihren Blutdruck bereits normalisieren. Bewegung unterstützt zudem das Abnehmen, senkt den Blutzuckerspiegel und auch die Blutfettwerte verbessern sich.

Besonders günstig für Patienten mit Bluthochdruck ist Ausdauertraining z. B. Joggen, Walken, auf dem Trampolin hüpfen, Radfahren, Schwimmen oder Skilanglauf. Aber auch Yoga und Gymnastik sind geeignete Bewegungsarten. Das Wichtigste ist, dass Sie sich REGELMÄSSIG, also mehrmals wöchentlich bewegen und "dran" bleiben - ganz gleich, für welche Art der Bewegung Sie sich entscheiden.

Und falls Sie es lieber gemütlicher mögen, können Sie auch wandern gehen. Eine Studie des Instituts für Leistungsdiagnostik und Gesundheitsförderung der Universität Halle-Wittenberg belegt, dass zweimal wöchentliches Wandern (Streckenlänge zwischen 3,8 und 5,6 km) den Blutdruck nach sieben Wochen deutlich reduziert hat (systolisch um 9,2, diastolisch um 4,3 mmHg)36.

Die amerikanische Elite-Universität Yale führte eine Studie zum Thema "Die Auswirkungen von Yoga auf den Blutdruck" durch. Sämtliche daran teilnehmenden Probanden hatten einen systolischen Bluthochdruckwert von über 140 mmHg, wobei der diastolische Wert mindestens 90 mmHg betrug. Im Ergebnis konnten alle Teilnehmer ihren Blutdruck derart normalisieren, dass die Einnahme von Medikamenten überflüssig wurde.

Grundsätzlich ist ein körperliches Training von mindestens 30 Minuten täglich ideal. Sie können diese Zeit jedoch auch in kleinere Einheiten, z. B. 3 x 10 Minuten aufteilen, denn Sie sollten sich keinesfalls überfordern. Achten Sie daher auch darauf, nicht völlig aus der Puste zu geraten. Stattdessen sollten Sie sich jederzeit noch locker unterhalten können.

Hinweis: Sofern Sie bereits unter hohem Blutdruck leiden und/oder seit längerer Zeit keinen Sport mehr getrieben haben, sollten Sie sich vor der Aufnahme eines Ausdauertrainings ärztlich untersuchen lassen.

Entspannung gegen Bluthochdruck

Das Gleichgewicht zwischen Anspannung und Entspannung immer wieder herstellen zu können, ist für die Gesunderhaltung des Körpers immens wichtig. Doch Menschen, die zu einem hohen Blutdruck neigen und somit dringend auf regelmäßige Entspannungsmomente angewiesen sind, fehlt oft genau diese Fähigkeit.

Daher ist es gerade bei Bluthochdruck ratsam, spezielle Kurse aufzusuchen, in denen Entspannungstechniken erlernt werden können, denn sie fördern nachweislich die innere Ruhe und Gelassenheit. Besonders geeignete Entspannungsmethoden sind z.B. autogenes Training, progressive Muskelentspannung nach Jacobson, Yoga etc.

Anstelle des allabendlichen Fernsehens ist es ratsam, abends des Öfteren entspannende Musik zu hören oder ein gutes Buch zu lesen, denn beides hat eine ausgesprochen beruhigende Wirkung.

Der Effekt einer Entspannungsmassnahme beschränkt sich natürlich nicht "nur" auf die Psyche. Auch die Anspannung jedes einzelnen Muskels im Körper wird aufgelöst. Daher nimmt auch der Druck auf die Gefäßwand Muskulatur stetig ab, so dass der Blutdruck sinken kann.

Denken Sie auch daran, dass Elektrosmog zu Anspannung, Stress und damit zu Bluthochdruck führen kann und sorgen Sie mit Netzfreischaltern für spannungsfreie Nachtruhe.

Übrigens: Eine eher unbekannte Möglichkeit, den Blutdruck zu senken und dabei noch etwas Gutes zu tun, ist Blutspenden. Das konnte in mehreren Studien[38] gezeigt werden. Eine Arbeitsgruppe der Charité (Berlin) nahm Patienten mit metabolischem Syndrom zweimal im Abstand von vier Wochen je 300 Milliliter Blut ab. Sechs Wochen nach dem zweiten Aderlass war der systolische Blutdruckwert durchschnittlich um 16 mmHg gesunken und auch die Blutfettwerte hatten sich verbessert.

Ihr persönliches Programm zur natürlichen Blutdrucksenkung

Wie gehen Sie nun vor, um mit allen diesen Informationen Ihren Blutdruck auf natürliche Weise zu senken? Selbstverständlich können Sie nicht alle Maßnahmen gleichzeitig umsetzen. Auch kommt es sehr darauf an, wie hoch Ihr Blutdruck ist, wie alt Sie sind und wie es Ihnen abgesehen vom hohen Blutdruck geht. (Liegen andere Krankheiten vor? Ist Ihre Konstitution eher stark oder eher schwach?)

Betrachten Sie den folgenden Programm-Vorschlag daher nur als Anregung, die Sie dazu nutzen können, Ihr eigenes ganz individuell auf Sie zugeschnittenes Anti-Bluthochdruck-Programm zusammen zu stellen – gerne gemeinsam mit Ihrem ganzheitlich orientierten Therapeuten.

Lassen Sie von Ihrem Arzt Ihre Nieren- und Harnsäurewerte checken – was dieser sicher sowieso machen wird.

Lassen Sie auch Ihre Homocysteinwerte überprüfen und Supplementierung Sie ggf. Folsäure, Vitamin B6 und B12.

Stellen Sie Ihre Ernährung auf eine basenüberschüssige Ernährung um. Eine Liste der passenden Lebensmittel finden Sie hier: Säure-Basen-Tabelle.

Wenn Sie naschen möchten, wählen Sie Bitterschokolade (Kakaoanteil möglichst 80 Prozent).

Essen Sie täglich neun Walnüsse und nehmen Sie für Ihren Salat 1 TL Walnussöl (oder mehr – gerne auch in Kombination mit Hanföl oder Olivenöl).

Bereiten Sie die meisten Ihrer Mahlzeiten besser selbst zu, meiden Sie Fertiggerichte und essen Sie seltener auswärts.

Reduzieren Sie Ihren Salzverbrauch und füllen Sie Ihren Salzstreuer mit Kräutersalz, einer Kräutermischung oder einem Salz für Bluthochdruckpatienten.

Meiden Sie Zucker, Alkohol und Nikotin und reduzieren Sie Ihren Koffeinkonsum.

Trinken Sie täglich Säfte (am besten frisch gepresst), z. B. ¼ Liter Rote-Bete-Saft, ¼ Liter Karottensaft und ¼ Liter Granatapfelsaft. Verdünnen Sie die Säfte mit Wasser.

Trinken Sie täglich ca. 1,5 Liter Wasser (Mineralwasser oder gefiltertes Leitungswasser) und ¼ Liter Brennnesseltee. Bei der angegebenen Wassermenge ist bereits jene Menge dabei, mit der Sie Ihre Säfte verdünnen.

Sorgen Sie für Bewegung und zwar mindestens 3 bis 4 Mal pro Woche jeweils 30 bis 45 Minuten, besser täglich.

Schon allein diese Maßnahmen werden Ihnen dabei helfen, ein mögliches Übergewicht zu reduzieren.

Praktizieren Sie eine Entspannungsmethode.

Wenn Sie als Frau bisher die Pille nahmen, setzen Sie sie probeweise ab, um zu sehen, ob die Pille an der Entstehung Ihres Bluthochdrucks beteiligt ist.

Optimieren Sie Ihre Magnesiumversorgung und nehmen Sie ein hochwertiges Magnesiumpräparat ein (mind. 300 – 400 mg pro Tag).

Erhöhen Sie Ihre Antioxidantienzufuhr, z. B. mit Astaxanthin, Safran, OPC, Aroniasaft etc.

Nehmen Sie täglich Vitamin D3 (3.000 IE) ein – am besten kombiniert mit Vitamin K2 und Calcium (Sango Meeres Koralle).

Nehmen Sie täglich Krillöl, vegane Omega-3-Kapseln (z. B. Opti3) oder die DHA-Alge öl ein.

Ernährungsplan bei Bluthochdruck

Wenn es Ihnen schwer fällt, all die Ernährungstipps bei Bluthochdruck in Ihren Speiseplan zu integrieren, dann ist für Sie vielleicht unser Ernährungsplan für Bluthochdruckbetroffene interessant.

Der vollwertige und vitalstoffreiche Ernährungsplan zeigt Ihnen am Beispiel von drei Tagen, wie Sie die blutdrucksenkenden Lebensmittel und Maßnahmen in einen köstlichen Speiseplan verwandeln können.

Es handelt sich um einen kompletten Ernährungsplan mit Frühstück, Mittag- und Abendessen sowie zwei Zwischenmahlzeiten. Guten Appetit!

Zum Ernährungsplan bei Bluthochdruck geht es hier lang: Ernährungsplan bei Bluthochdruck

Wählen Sie aus den folgenden fünf Nahrungsergänzungsmitteln ein bis zwei aus:

> Kiefernrindenextrakt (150 mg pro Tag)
> Coenzym Q10 (75 bis 360 Milligramm pro Tag)
> L-Arginin (40 g Erbsenprotein pro Tag)
> Knoblauchextrakt (Dosierung nach Angabe des Herstellers)
> Probiotika und Flohsamenschalen (Dosierung nach Angabe des Herstellers)

Wir empfehlen Ihnen außerdem

> Vermeiden Sie Elektrosmog in Ihren eigenen vier Wänden.
> Fragen Sie Ihren Arzt, ob sich in Ihrem Falle das Blutspenden als Blutdruck senkende Maßnahme anbieten würde.

Es gibt also zahlreiche Möglichkeiten, den Bluthochdruck auf natürliche Weise signifikant zu senken. Sie brauchen nur aktiv zu werden – und schon dürfen Sie gespannt sein, was sich durch die Umsetzung der ganzheitlichen Maßnahmen sonst noch an Ihrer gesundheitlichen Situation verändern wird. Denn ganzheitliche Maßnahmen wirken sich nie allein auf einen Aspekt (Bluthochdruck) aus, sondern immer auf den gesamten Körper.

Chronisch entzündliche Darmerkrankung
Morbus Crohn
Colitis ulcerosa
Fleisch und Fisch gleichermaßen schädlich

Eine proteinreiche Ernährung erhöht das Risiko, chronisch-entzündliche Darmerkrankungen (CED) zu entwickeln. Eine im American Journal of Gastroenterologie veröffentlichte Studie des Hospitalier Universitaire de Bicetre in Paris ergab, dass von 67.000 Studienteilnehmerinnen diejenigen Frauen, deren Ernährung den höchsten Anteil tierischer Proteine enthielt, ein dreimal so hohes Risiko aufwiesen, chronisch-entzündliche Darmerkrankungen (CED) zu entwickeln als Frauen, die nur wenig tierisches Protein zu sich nahmen.

CED: Je mehr tierisches Eiweiß, desto kränker der Darm

CED äußern sich in schweren Entzündungen des Verdauungstraktes. Leiden wie Morbus Crohn(1) oder Colitis ulcerosa(2) gehören zu den bekanntesten chronisch entzündlichen Darmerkrankungen.

Die Forscher verfolgten zehn Jahre lang die Krankengeschichte von mehr als 67.000 Frauen im Alter von 40 bis 65 Jahren. Innerhalb dieses Zeitraums erkrankten 77 Teilnehmerinnen an CED. Daraufhin analysierten die Wissenschaftler die Ernährungsweise aller Teilnehmerinnen und stießen so auf den genannten Zusammenhang zwischen CED und einer Ernährung, die reich an tierischen Proteinen ist.

Fleisch und Fisch gleichermaßen schädlich

Die Wissenschaftler untersuchten ferner, welche Art tierischen Eiweißes zu einem erhöhten CED-Risiko führen könne und stellten fest, dass nicht nur Fleischkonsum, sondern genauso Fischverzehr dafür verantwortlich war.

Sie vermuten nun, dass die bei der Verdauung von tierischem Eiweiß entstehenden giftigen Stoffwechselprodukte wie z. B. Ammoniak und Schwefelwasserstoff den Verdauungstrakt beschädigen könnten. Außerdem beeinträchtige eine proteinreiche Ernährung möglicherweise die natürliche Balance nutzbringender Bakterien im Darm.

Dies könnte Sie interessieren:
Darmreinigung Simple Clean - die einfache Darmreinigung
Maßnahmen zur Vorbeugung und Therapie

„Unsere Forschungsergebnisse zeigen den Einfluss der Ernährung auf das CED-Risiko,"

schrieben die Forscher. „Wenn dieser sich in weiteren Studien bestätigen sollten, können wir daraus Strategien zur Prävention und Therapie sowie zur effektiven Vermeidung von Rückfällen ausarbeiten."

Frühere Studien zeigten einen Zusammenhang zwischen einem hohen CED-Risiko und dem Verzehr großer Mengen Zucker sowie bestimmter Fette (Omega-6-Fettsäuren, z. B. aus tierischen Fetten, Sonnenblumenöl, Distel öl, etc.). Eine Ernährung, die reich an Omega-3-Fettsäuren (Leinöl, Hanföl, etc.) ist, wurde hingegen mit einem geringeren Erkrankungsrisiko in Zusammenhang gebracht.

Die erforderlichen Maßnahmen für eine gesunde Ernährung, mit der man CED vorbeugen kann, sind also: Zucker und Fleisch meiden sowie für ein gesundes Omega-6-Omega-3-Verhältnis (etwa 5:1) sorgen.

Arthritis: Heilung ist möglich

Arthritis gilt als unheilbar. Man kennt weder die tatsächliche Ursache der rheumatischen Erkrankung noch eine nebenwirkungsfreie Therapie. Betroffene werden mit zweifelhaften Schmerzmitteln, Entzündungshemmend und sogar Chemotherapeutika ruhig gestellt. Dabei gibt es eine Ernährungsweise, die gemeinsam mit einer Reihe naturheilkundlicher Maßnahmen den Körper in einen Zustand versetzen kann, so dass er sich schließlich selbst von Arthritis oder zumindest einem Großteil der schmerzhaften für Arthritis typischen Symptome befreien kann.

Rheumatoide Arthritis – Im Volksmund: "Rheuma"

Arthritis ist eine entzündliche, schubweise verlaufende Gelenkerkrankung, die zum Großen Formenkreis der rheumatischen Beschwerden gezählt wird, wozu neben zahlreichen verschiedenen Arten der Arthritis auch die Arthrose, die Gicht und der Weichteilrheumatismus gehören.

Wenn im Volksmund aber von "Rheuma" die Rede ist, meint man im Allgemeinen die rheumatoide Arthritis (auch chronische Polyarthritis genannt), die oft mehrere Gelenke gleichzeitig, in vielen Fällen jedoch bevorzugt die Finger- und Fußgelenke befällt und die im Mittelpunkt dieses Artikels stehen wird.
Verwechslungsgefahr: Arthritis und Arthrose

Gerne wird die Arthritis von Laien mit der Arthrose verwechselt. Während aber die Arthritis eine Entzündung der Gelenke beschreibt, die im Verlauf der Krankheit zu Gelenkschäden führen kann, verhält es sich bei der Arthrose gerade umgekehrt. Hier führen die (angeblich abnutzungsbedingten) Gelenkschäden zu Entzündungen.
Dies könnte Sie interessieren:
Darmreinigung Simple Clean - die einfache Darmreinigung
Offizielle Arthritis-Ursache: krankhafte Autoimmunprozesse

Bei Arthritis sollen der aktuell gültigen Theorie zufolge fehlgeleitete Autoimmunprozesse dazu führen, dass körpereigene Antikörper das Knorpelgewebe angreifen (was sich in einer schmerzhaften Entzündung äußert) und das Gelenk nach und nach zerstören.

Der Knorpel ist ein geschmeidiges, gallertartiges Gewebe, das in jedem Gelenk die Enden der Knochen vor Reibung schützt. Wenn die Knorpelmasse immer mehr schwindet, reiben irgendwann die Knochenenden schmerzhaft aneinander, was in Verhärtungen und Deformationen endet.

Arthritis: Die Symptome

Während die Arthrose ausschließlich Probleme im betroffenen Gelenk beschert (bevorzugt Knie und Hüfte), wartet die Arthritis mit einer ungleich größeren Fülle an Symptomen auf. Akute Schübe (die Wochen bis teilweise Monate dauern können) treten mit Gelenkschmerzen, Gelenkschwellungen, Fieber, starker Müdigkeit und Appetitlosigkeit auf.

Auch so genannte Rheumaknoten gelten als Kriterium für Arthritis. Dabei handelt es sich um auffällige Verdickungen im Unterhautfettgewebe an der Streckseite der Gelenke. Doch damit nicht genug.

Eine Arthritis kann außerdem von Kopfschmerzen, Depressionen, Hautkrankheiten und Juckreiz, Magen-Darm-Störungen, Schlaflosigkeit, Zahnfleischerkrankungen, sprödem und glanzlosem Haar, Schwindel, Augenproblemen und Atembeschwerden begleitet sein. Welche Symptome nun in welcher

Kombination tatsächlich auftreten, ist von Patient zu Patient unterschiedlich.

Arthritis kann jeden - auch Kinder - treffen

In Deutschland leben 8 Millionen Rheumatiker. Davon leiden etwa 1 Prozent also 800.000 Menschen an rheumatoider Arthritis, wobei Frauen weitaus häufiger betroffen sind als Männer. Während Arthrose eher als Alterserscheinung gilt (wenn sie nicht gerade von Unfällen verursacht wurde), könne das Schicksal einer Arthritis - so heißt es - jederzeit jeden in jeder Altersklasse treffen.

Auch Kinder sind keineswegs sicher vor Arthritis.

Allein in Deutschland sollen sich derzeit 20.000 bis 30.000 Kinder unter 16 Jahren mit der sog. juvenilen idiopathischen Arthritis herumplagen müssen (mit "idiopathisch" will die Schulmedizin möglichst unauffällig vermitteln, dass sie bislang noch keine einleuchtende Erklärung in Bezug auf die Ursache der Krankheit parat hat). Jährlich kommen 1.000 bis 2.000 Neuerkrankungen in dieser Altersstufe hinzu.

Inzwischen kommt aber so langsam Licht ins Dunkel. Und so fand eine amerikanische Studie heraus, dass die juvenile idiopathische Arthritis die längste Zeit idiopathisch war und jetzt – zumindest in vielen Fällen – zu einer iatrogenen juvenilen Arthritis wurde. Iatrogen bedeutet: Vom Arzt oder von ärztlich verordneten Medikamenten verursacht.

Die juvenile Arthritis kann nämlich eine Spätfolge von häufig verabreichten Antibiotika-Therapien in der frühen Kindheit sein – wie ein Forscherteam im Juli 2015 in der Fachzeitschrift Pediatrics erklärte und worauf wir hier näher eingegangen sind: Juvenile Arthritis durch Antibiotika

Arthritis-Diagnose auch ohne Arthritis möglich

Die rheumatoide Arthritis kann heute so leicht diagnostiziert werden, dass sie auch dann diagnostiziert werden kann, wenn der Patient nicht die leisesten Beschwerden hat. Ob er sie ohne die Horror-Meldung "Arthritis" jemals bekommen hätte (wenn die Diagnose beispielsweise bei einer Routine-Vorsorge-Untersuchung gestellt wurde), steht in den Sternen.

Dass Diagnosen aber schockartig wirken können und überhaupt erst Symptome auslösen bzw. Heilung vereiteln können, ist traurig erweise längst bekannt – worauf jedoch im medizinischen Alltag kaum Rücksicht genommen wird.

Entzündung ja, nur wo?

Bei Arthritis zeigt eine Röntgenaufnahme erst im fortgeschrittenen Stadium (nach mehreren Jahren) Gelenkschäden, so dass eine solche in der Anfangsphase der Krankheit kaum eine diagnostische Hilfe sein wird. Meist ist es das Blut, das dem untersuchenden Arzt Rückschlüsse darüber erlauben soll, wie es um den Patienten steht.

Wenn das Blut nämlich die so genannten unspezifischen Entzündungszeichen(1) meldet, dann deutet der Arzt das bereits als ersten Hinweis auf eine Arthritis – auch wenn unspezifische Entzündungszeichen eigentlich nur signalisieren, DASS da eine Entzündung ist. Vom Ort des Geschehens hat man damit aber noch lange keine Ahnung.

Rheumafaktor: Wenig zuverlässig

Wenn neben diesen unspezifischen Werten auch der so genannte Rheumafaktor gesucht und womöglich gefunden wird, dann gilt hier noch immer: Ruhe bewahren. Denn auch dieser ist keineswegs so eindeutig wie sein Name verspricht.

Der Rheumafaktor bezeichnet spezielle Antikörper (auch RF-Antikörper genannt), die bei 75 Prozent der Arthritis-Patienten vorhanden sind. Das heißt jedoch gleichzeitig, dass es in 25 Prozent der Fälle durchaus möglich ist, Arthritis zu haben, ohne mit dem Rheumafaktor gesegnet zu sein. Andererseits kann der Rheumafaktor auch bei völlig gesunden Menschen nachgewiesen werden.

Keine eindeutige Arthritis-Diagnose möglich

Um die Diagnosestellung möglichst perfekt zu machen, wird noch nach weiteren Antikörpern gefahndet, den so genannten Anti-Citrullin-Antikörpern und den antinuklearen Antikörpern (ANA). Erstere finden sich bei etwa 50 Prozent der Arthritis-Patienten, letztere bei ca. 30 Prozent.

Es gibt also nichts, das bei allen Betroffenen gleichermaßen vorhanden wäre – und dennoch werden alle (sofern bestimmte Symptome auftauchen) über einen Kamm geschoren, erhalten eine niederschmetternde Arthritis-ist-unheilbar-Diagnose und verlassen tief betrübt sowie mit einem Packen nebenwirkungsreicher Medikamente ausgestattet die Praxis.

Arthritis ähnliche Symptome müssen keine Arthritis sein

In Wirklichkeit aber besteht eine nicht unbedeutende Chance, dass eben doch keine Arthritis vorliegt – auch wenn die Symptome ähnlich sind.

Wenn Sie also an geschwollenen, schmerzenden Gelenken, an eingeschränkter Beweglichkeit des betroffenen Gelenks, Morgensteifigkeit und den übrigen Symptomen leiden, die von der Schulmedizin kurzerhand als Arthritis und damit als unheilbar bezeichnet werden, dann gehen SIE einfach davon aus, dass SIE eben keine Arthritis haben, sondern nur ein paar Symptome, die der Arthritis ähneln.

Und da nur ARTHRITIS unheilbar ist, nicht aber IHRE Symptome, könnten Sie jetzt – wenn Sie wollten – die Angelegenheit in Ihre eigenen Hände nehmen, sich einer ganzheitlichen Therapie zur Aktivierung Ihrer Selbstheilungskräfte widmen und in wenigen Monaten Ihren Arzt bestätigen lassen, dass Sie offenbar tatsächlich keine Arthritis hatten, denn sonst wären Sie ja jetzt nicht plötzlich wieder gesund – zumindest wird das die einzige Erklärung sein, die ihm dann noch einfallen wird.

Arthritis wirklich unheilbar?

Eine andere Möglichkeit wäre, Ihrem Arzt zwar die Diagnose Arthritis abzunehmen, aber nicht an die Unheilbarkeit derselben zu glauben. Schließlich behauptet er nur deshalb, Arthritis sei unheilbar, weil er es so gelernt hat, weil er es ständig in seinen Fachmagazinen liest, weil sein Pharmavertreter das so sagt und weil er selbst noch keinen Patienten erlebt hat, der ihn vom Gegenteil überzeugt hätte.

Das beweist aber nicht die Unheilbarkeit von Arthritis, sondern lediglich ein nicht vorhandenes Interesse der Wissenschaft und der Pharmaindustrie an einer ganzheitlichen Anti-Arthritis-Therapie (so dass es dazu verständlicherweise auch keine Studien geben kann). Dazu kommen die nicht vorhandene Selbstverantwortung der meisten Arthritis-Patienten, ihre Hörigkeit der Schulmedizin gegenüber sowie ihre mangelnde Bereitschaft, ihre derzeitige Lebens- und Ernährungsweise grundlegend zu ändern.

Zusammengefasst bedeuten die letzten beiden Absätze:

Wenn Arthritis unheilbar ist, gleichzeitig aber Menschen mit Arthritis-Diagnose – wenn sie gewisse Maßnahmen ergreifen – symptom- und schmerzfrei werden können, dann hat man ihnen entweder eine

Fehldiagnose angedeihen lassen oder aber Arthritis ist sehr wohl umkehrbar.

Arthritis: Die Ursache

Eine Krankheit zu heilen, gelingt am besten, wenn man deren Ursache bzw. Auslöser kennt. Bei Arthritis ist das in schulmedizinischen Kreisen bislang noch nicht der Fall. Wie bereits erwähnt bezeichnet man – wenn nicht gerade Bakterien zu einer kurzfristigen Arthritis Attacke führten - einen Fehltritt des Immunsystems als die Ursache von Arthritis.

Doch den Auslöser, der überhaupt erst zu diesem Fehltritt geführt haben soll, kennt man nicht. Leider Weiß man außerdem nicht nur zu wenig über die Ursache der Arthritis, sondern es stellt sich immer mal wieder heraus, dass auch das, was man über die Krankheit zu wissen glaubte, nicht unbedingt korrekt ist.

April, April

Bislang galt Arthritis als eine Autoimmunerkrankung, die zu einer Entzündung und diese wiederum zur Gelenkzerstörung führt. Mittlerweile jedoch zeichnet sich diesbezüglich ein Wandel ab. Offenbar ist Arthritis doch nicht die rein entzündliche Erkrankung, als die sie uns seit mehr als hundert Jahren präsentiert wird.

Ganz am Rande erfahren wir, dass für die Behauptung, die Entzündung sei der Grund für die Zerstörung von Knochen und Knorpel niemals ein Beweis erbracht wurde.

Stattdessen heißt es jetzt, dass ein ganz anderer Prozess zur Arthritis typischen Gelenkzerstörung führe, nämlich ein spezifischer onkologischer Prozess. Wann wird auch diese These überholt und widerlegt werden?

Schulmedizin noch in der Lernphase

Die schulmedizinische Wissenschaft ist also auch in Bezug auf die Arthritis – trotz alljährlicher millionenschwerer Forschungsgelder - keineswegs so wissend, wie sie gemeinhin den Eindruck erwecken will und befindet sich hier noch in der Lernphase.

Dennoch erhebt sie - wie bei so vielen anderen Beschwerden - das Alleinrecht auf die Behandlung von Arthritis.

Warum sollten wir einer solchen Wissenschaft glauben wollen, dass Arthritis unheilbar sei?

Warum sollten wir einer solchen Wissenschaft glauben wollen, dass nur allein ihre Therapievorschläge angewendet werden dürfen, während alles andere als "Scharlatanerie" bezeichnet wird?

Und das, wo die übliche Medikation von Arthritis einen dicken, fetten Rattenschwanz an Nebenwirkungen hinter sich her schleift – die man selbstverständlich auf die eigene Kappe zu nehmen hat und das auch noch ohne jede Hoffnung auf Heilung.

Arthritis-Therapie der Schulmedizin

Bei Arthritis werden fünf verschiedene Arzneimittelgruppen eingesetzt:

Schmerzmittel
Nicht-Steroidale Anti-Rheumatika (NSAR) = entzündungshemmende Schmerzmittel ohne Cortison
Cortison
so genannte Basistherapeutika
so genannte Biologicals

Schmerzmittel und NSAR bei Arthritis

Bei den ersten Ansätzen einer Arthritis werden meist Schmerzmittel oder NSAR (z. B. Diclofenac oder Acetyl-Salicyl-Säure) verordnet. Beide haben mit Heilung nicht viel zu tun. Sie machen nichts weiter als den Arthritis-Schmerz zu betäuben.

Letztere dämmen außerdem die Entzündung ein. Nebenwirkungen gibt es bei diesen Arzneimitteln leider zuhauf, z. B. Magenschäden, woran allein in den USA jährlich 170.000 Menschen nur aufgrund der Einnahme der genannten Medikamente leiden. 16.500 von ihnen versterben an den Folgen von Magenblutungen.

Weitere Nebenwirkungen sind Impotenz, Bluthochdruck und Leberschäden.

Das Schmerzmittel Paracetamol, das sehr gerne bei rheumatischen Gelenkschmerzen verordnet wird, ist der Spitzenreiter unter jenen Medikamenten, die zu akutem Leberversagen führen können. [Quelle]

Paracetamol ist für zwei Drittel aller Fälle akuten Leberversagens verantwortlich, die von Medikamenten verursacht werden. 75 Prozent dieser "Fälle" versterben infolge dieses medikamentenbedingten Leberversagens. NSAR sind (gemeinsam mit Antibiotika, Cholesterinsenkern und Epilepsie-Arzneimitteln) für das übrige Drittel zuständig.

Diclofenac hingegen vermindert die Blutversorgung der Nieren, was – besonders bei vorgeschädigten Nieren – problematisch werden kann.

Die Nierenfunktion muss während einer Diclofenac-Einnahme daher regelmäßig vom Arzt überprüft werden, um einem möglicherweise drohenden Nierenversagen noch rechtzeitig mit Gegenmaßnahmen begegnen zu können.

Cortison bei Arthritis

Begleitend zu den nachfolgend beschriebenen Basistherapeutika wird gelegentlich Cortison verordnet. Es hemmt Entzündungen noch stärker als dies NSAR tun.

Cortison tut das natürlich nicht nur im Gelenk, sondern im ganzen Körper – obwohl es dort gar nicht nötig wäre. Und so treten auch die Cortison-Nebenwirkungen im ganzen Körper auf. Das kann Bluthochdruck sein, ein stärkeres Hungergefühl (und infolgedessen Übergewicht) oder Muskelschwäche.

Unter Cortison (abhängig von der Dosis und Dauer der Einnahme) entwickeln manche Menschen ein Vollmondgesicht, was bei Unwissenden (meist solchen, die noch den entbehrungsreichen Kriegszeiten entstammen) zum fragwürdigen Kompliment führen kann, man sehe so "gesund und proper" aus.

Leider fühlen sich die Betroffenen alles andere als gesund, vor allem in Anbetracht der Tatsache, dass Cortison auch ernsthafte Augenkrankheiten (grüner und grauer Star), Diabetes, Hautveränderungen (Pickel, Blutungen, die sich in Blutergüssen unter der Haut abzeichnen), Depressionen und Osteoporose auslösen kann. Da Cortison nur deshalb Entzündungen hemmt, weil es die körpereigenen Abwehrkräfte schwächt, ist ein Cortison behandelter Organismus außerdem stärker infektionsgefährdet.

Sobald irgendwelche der genannten Probleme auftreten, wie z. B. großer Durst (Hinweis auf Diabetes), Fieber (Hinweis auf Infektion) oder andere, möge man daher umgehend seinen Arzt darüber informieren. Doch warum nur, so könnte man sich fragen, sollte man das tun?

Damit dieser die Cortison Behandlung absetzt bzw. ausschleicht und die Arthritis wiederkehrt?

Damit er andere Medikamente mit anderen Nebenwirkungen verordnen kann?

Damit er Medikamente gegen die entstandenen Nebenwirkungen verschreiben kann, woraufhin sich die nächsten Nebenwirkungen einstellen?

Basistherapeutika bei Arthritis

Die so genannten Basistherapeutika sind jene Medikamente, die Ihnen vielleicht unter der Bezeichnung "Chemotherapie" geläufiger sind. Sie werden normalerweise in hohen Dosen bei Krebs eingesetzt.

Bei Arthritis kommen sie dann zum Zuge, wenn Cortison und NSAR nicht mehr zufrieden stellend wirken. Es handelt sich um Wirkstoffe wie z. B. Methotrexat, Sulfasalazin, Azathioprin und Chloroquin.

Im Gegensatz zu den übrigen symptomorientierten Medikamenten, die Schmerzen oder Entzündungen lindern sollen, unterdrücken diese Mittel ganz extrem das Immunsystem des Körpers.

Sie hemmen – z. B. im Falle von Azathioprin - konkret die Vermehrung der wichtigsten Abwehrzellen des Körpers. Es werden also jene Zellen blockiert, die uns eigentlich vor Krankheit und Tod beschützen, so dass die weiter unten beschriebenen Nebenwirkungen der Basistherapeutika niemanden mehr verwundern dürften.

Man behauptet, mit Hilfe von Basistherapeutika direkt in die für Arthritis verantwortlich gemachte Immunreaktion des Körpers einzugreifen.

Da damit jedoch noch lange nicht der Auslöser dieser Immunreaktion erkannt und eliminiert wird, handelt es sich auch bei dieser Therapie um keine heilende, sondern wiederum um eine rein symptomorientierte, die – trotz aller Versprechen – eine Reihe ernsthafter Nebenwirkungen haben kann und darüber hinaus nicht einmal bei jedem Betroffenen gleichermaßen eine Linderung herbeiführt.

Letzteres beweist erneut, dass Arthritis ähnliche Symptome in jedem Körper ein individuelles Geschehen darstellen, die mit Einheitsmedikamenten vielleicht unterdrückt, jedoch niemals endgültig behoben werden können.
Nebenwirkungen der Basistherapeutika

Leider zeigt es sich außerdem erst nach einer Anlaufzeit von mehreren Wochen bis Monaten, ob man zu jenem Personenkreis gehört, bei dem die Basistherapeutika anschlagen oder eben nicht. Wenn ja, dann kann die Arthritis vorübergehend verschwinden sowie schmerzhafte Entzündungsschübe und die drohende Gelenksteifheit verhindert werden.

Das hört sich prima an. Doch was nützen Ihnen all diese wunderbaren (vorübergehenden!) Auswirkungen, wenn Sie statt dessen neuerdings unter Übelkeit,

Magen-Darm-Beschwerden, Appetitlosigkeit, Veränderungen des Blutbildes (u. a. Blutarmut), chronischen Pilzinfekten und Kopfschmerzen leiden, wenn Ihnen die Haare ausfallen, Ihre Leber geschädigt ist, Sie jeden grassierenden Infekt aufschnappen und Sie außerdem von Depressionen heimgesucht werden?
Alzheimer statt Arthritis?

Wussten Sie ferner, dass viele der Basistherapeutika die Aufnahme von Folsäure hemmen. Methotrexat ist ein regelrechter Folsäure-Antagonist. Folsäure ist ein lebensnotwendiges Vitamin, das in der heutigen Ernährung meist sowieso schon knapp bemessen ist und dessen Mangel in Verdacht steht, die Alzheimer-Erkrankung mit auszulösen. Was also nützen Ihnen schmerzfreie Gelenke, wenn Sie sich in naher Zukunft nicht mehr an Ihren Namen erinnern können?

Wenn Sie bereits Basistherapeutika einnehmen, dann achten Sie in jedem Fall darauf, täglich sehr viel reines Wasser zu trinken, um die Ausscheidung der Medikamente zu fördern und sorgen Sie außerdem – falls Ihr Rheumatologe dies versäumen sollte – für eine ausreichende Folsäurezufuhr (zeitversetzt zur Medikamenteneinnahme).
Biologische Medikamente bei Arthritis

Biologicals (zu Deutsch "biologische Medikamente" oder "Biologika") sind brandneue Arzneimittel aus dem Genlabor. Die Beschreibung ihrer Wirkmechanismen hört sich zugegebenermaßen äußerst vielversprechend an.

Im Gegensatz zu den Basistherapeutika beeinflussen Biologicals das Immunsystem nur sehr gezielt. Die so genannten TNF-alpha-Hemmers beispielsweise schalten den gleichnamigen Botenstoff aus (TNF-alpha), der als Kommunikationsmittel zwischen den Immunzellen fungiert und einem "Flugblatt" mit der Aufschrift "Lasst uns Entzündung machen!" gleicht.

Versagt auch diese Behandlung oder geht sie mit zu starken Nebenwirkungen einher, dann wird weiter experimentiert, z. B. mit der so genannten B-Zell-Therapie. Dabei werden nur bestimmte B-Zellen des Immunsystems zerstört, nämlich jene, die eine Schlüsselrolle bei der Entstehung und Aufrechterhaltung der Arthritis spielen. Die übrigen B-Zellen, die Teil des schützenden Immunsystems sind, sollen dabei unangetastet bleiben.

Problem der Biologika könnte deren Jugend darstellen. Man setzt sie erst seit wenigen Jahren ein und manche befinden sich derzeit gar erst in der Testphase. Zu Langzeitwirkungen gibt es nicht die geringsten Erfahrungen. Dass medikamentöse Dauerattacken auf die hochkomplizierten Regulations- und Kommunikationsmechanismen des Organismus jedoch folgenlos bleiben könnten, scheint wenig realistisch zu sein.

Melden Sie sich!

Falls Sie irgendwo inmitten der schulmedizinischen Arthritis-Therapie irgendetwas entdecken sollten, das den Körper zur Abwechslung einmal stärkt, anstatt ihn immer weiter zu schwächen und zu belasten, melden Sie sich bitte. Denn wie soll Heilung jemals möglich sein, wenn der Organismus permanent mit chemisch-synthetischen oder biotechnologischen Arzneimitteln bestürmt wird, die ihn nur noch kränker machen?

Fasten bei Arthritis nehmen den Schmerz

Eine Fasten-Kur löst bei den meisten Arthritis-Patienten binnen weniger Tage die quälenden Schmerzen in Luft auf, so dass die schulmedizinischen Medikamente während des Fastens abgesetzt werden können. Nach dem Fasten kehren die Schmerzen zurück. Was wird geschlussfolgert? Fasten helfen zwar, aber eben nur solange man faste. Da man aber schlecht dauerhaft ohne Nahrung leben könne, nütze das Fasten langfristig nichts.

Der Denkfehler ist hier, dass das Fasten nicht nur deshalb wirkt, weil man überhaupt nichts isst, sondern weil man dabei zwangsläufig all das nicht isst, was dem Körper schadet. Wenn man nach dem Fasten nur noch solche Lebensmittel zu sich nimmt, die vorteilhaft und gesund sind und gegen die keine Nahrungsmittelunverträglichkeit vorliegt, dann bleibt der Schmerz gering und der Körper kann sich langsam aber sicher erholen und neue Kräfte schöpfen.

Arthritis-Diät: Gibt es sie oder gibt es sie nicht?

Doch welche Lebensmittel sind bei Arthritis vorteilhaft und gesund? Sogar herkömmliche Ernährungsberater wissen auf diese Frage eine – zumindest teilweise – einleuchtende Antwort und erzählen an dieser Stelle von einer so genannten entzündungshemmenden Ernährungsweise.

Diese könne – so heißt es – eine Arthritis zwar positiv beeinflussen und Schmerzen mildern, dennoch wehrt man sich mit Händen und Füssen dagegen, eine spezielle Arthritis- oder gar Rheuma-Diät anzuerkennen.

Das liegt ganz einfach daran, dass die empfohlenen Ernährungstipps zwar bereits einen Schritt in die richtige Richtung darstellen, aber erstens nicht rundum stimmig sind und zweitens noch lange nicht ausreichen, um ein Arthritis ähnliches Geschehen definitiv aufzuhalten - was aber mit weiteren Schritten durchaus möglich wäre.
Die Entzündungshemmende Ernährungstherapie

Rheumatologen jedoch "verschwenden" selten ihre wertvolle Zeit, um Ernährungsratschläge zu erteilen. Mit großem Glück trifft man einen, der sich dazu herablässt. Doch auch in diesem Falle ist die Ausbeute an hilfreichen Tipps nicht sonderlich üppig und lässt sich in wenigen Worten zusammenfassen:

"Fettes Fleisch und Wurst sowie Butter, Eigelb und fettreicher Käse sollten gemieden bzw. reduziert werden, dafür müsse man mindestens zwei Fischmahlzeiten pro Woche, möglichst viele fettarme Milchprodukte sowie viele Vollkornprodukte verzehren."

Das war's. Ungeachtet ihres bescheidenen Umfanges, werden diese Ratschläge formvollendet als die erwähnte entzündungshemmende Ernährungstherapie gepriesen – die aber

"selbstverständlich immer nur unterstützend zu einer medikamentösen Therapie eingesetzt werden darf".

Warnung vor eigenmächtiger Ernährungsumstellung

Und selbst diese weder (in der Umsetzung) anspruchsvollen noch sonderlich einschränkenden Empfehlungen werden begleitet von der Warnung, nur ja nicht ohne fachliche Begleitung eine Ernährungsumstellung durchzuführen, da es sonst zu Mangelerscheinungen kommen könne. Interessant wäre jetzt zu erfahren, von welchem Mangel hier die Rede ist. Denn seit wann erleidet man Mangelerscheinungen, sobald man Schädliches reduziert und mit Nützlichem ersetzt?

Man könnte glauben, die Menschen sollten mit aller Gewalt in der Abhängigkeit ihrer Ärzte verbleiben, weshalb mögliche Anwandlungen von Selbstverantwortung am besten schon im Keim erstickt werden – wie hier mit haltlosen Warnungen vor nicht-existenten Mängeln.

Ernährungsseminare für Ärzte

Trotz der angeblichen Notwendigkeit einer "fachlichen Begleitung" für Patienten in Sachen Ernährung scheint eine Ernährungstherapie (auch wenn sie aus den erwähnten doch sehr bescheidenen Maßnahmen besteht) bislang nicht Bestandteil der rheumatologischen Facharzt-Ausbildung zu sein.

Sonst müsste die Deutsche Gesellschaft für Rheumatologie e.V. (DGRh) doch sicher nicht in Zusammenarbeit mit der Deutschen Akademie für Ernährungsmedizin e.V. (DAEM) entsprechende Fortbildungsseminare für Ärzte anbieten, was sie neuerdings aber tut. Vermutlich lernen die Mediziner dort obigen Satz ("Fettes Fleisch und Wurst sowie Butter, ...") auswendig, um ihn anschließend fehlerfrei ihren Patienten rezitieren zu können.

Bei Arthritis Arachidonsäure meiden

Die Idee hinter der so genannten entzündungshemmenden Ernährungsweise hat durchaus ihre Berechtigung: Die Omega-6-Fettsäure namens Arachidonsäure – die ausschließlich in fetthaltigen tierischen Nahrungsmitteln vorkommt – fördert im Körper die Bildung von hormonähnlichen Stoffen, den so genannten Serie-2-Prostaglandinen. Diese sind direkt an der Entstehung von rheumatischen Entzündungsreaktionen beteiligt.

Folglich lässt sich allein durch das Meiden von arachidonsäurehaltigen Nahrungsmitteln die Schwere der Arthritis-Aktivität reduzieren. Da es sich bei der Arachidonsäure um eine FETTsäure handelt, sind fettreiche tierische Produkte als besonders kritisch zu bewerten. Eine Ausnahme soll fetter Meeresfisch wie Hering oder Makrele darstellen.

Dort sind die Antagonisten der Arachidonsäure zu finden, nämlich die vielgerühmten Omega-3-Fettsäuren, die sogar entzündungshemmend wirken können.
Entzündungshemmende Ernährung: Nur Teilerfolge

Interessant ist, dass bereits diese geringfügigen Änderungen in der Ernährungsweise bei vielen Arthritis-Patienten zu einer deutlichen Besserung führen, die umso auffälliger wird, je konsequenter die Ernährungsrichtlinien befolgt werden. Da die dadurch beeinflusste Entzündung jedoch nicht die Ursache der Arthritis ist, sondern nur eines ihrer Symptome, kann die entzündungshemmende Ernährungsweise zwar zu einer Linderung, aber nicht zur Heilung führen.

Die nachfolgend aufgeführten möglichen Ursachen der Arthritis machen deutlich, wie viele Aspekte bei der Entstehung von Arthritis mitwirken können und zeigen die Notwendigkeit einer wirklich ganzheitlichen Therapie. Mit Medikamenten, die nur einzelne

Funktionen des Organismus beeinflussen, kann eine Krankheit folglich kaum geheilt werden.

Der gesamte Körper stellt eine Einheit dar und kann nur dann wieder stark und heil werden, wenn er auch als solche wahrgenommen wird. Daher ist das Ziel einer ganzheitlichen Arthritis-Therapie die vollumfängliche Unterstützung des Körpers, damit dieser wieder in sein Gleichgewicht finden und sich aus eigener Kraft aus den Klauen der Arthritis befreien kann.
Mögliche Ursachen der Arthritis

Immer wieder tauchen neue Vermutungen in Bezug auf mögliche Auslöser der Arthritis auf. Und egal, welche davon auch immer zutreffen sollten, so wird deren arthritischer Einfluss auf den Körper durch die ganzheitliche Arthritis-Therapie – gerade aufgrund ihrer Ganzheitlichkeit – entweder eliminiert oder stark geschwächt. Sollte die ganzheitliche Arthritis-Therapie prophylaktisch angewandt werden, kann ein Großteil der unten aufgeführten Risiken ausgeschlossen werden.

Als mögliche Auslöser für Arthritis kommen u. a. die folgenden in Frage:
Nahrungsmittelunverträglichkeit

Einige Patienten berichten, dass bei ihnen bestimmte Nahrungsmittel einen Arthritis Schub auslösen könnten. Selten werden sie von ihren Ärzten ernst genommen. Man schätzt, dass eine solche Nahrungsmittelunverträglichkeit bei bis zu 10 Prozent der Betroffenen an der Ausprägung der Arthritis mitbeteiligt sein kann.

Das wären allein in Deutschland 80.000 Menschen, die mit nebenwirkungsreichen Medikamenten behandelt werden, obwohl schon eine umfangreiche Ernährungsberatung mit nachfolgender Ernährungsumstellung ihre Beschwerden deutlich lindern könnte.

Besonders Getreide- und Milcheiweiße können zu Nahrungsmittelunverträglichkeiten führen, so dass in diesen Fällen die erwähnte "entzündungshemmende Ernährungsweise", die Arthritis-Kranke zu besonders vielen Milch- und Vollkornprodukten drängt, in einer Verschlimmerung der Symptome münden kann.
Chronische Übersäuerung

Bei der Verstoffwechslung ungesunder Nahrung entstehen Säuren, die vom Darm ins Blut gelangen. Das Blut muss in jedem Fall einen bestimmten leicht basischen pH-Wert aufrechterhalten. Andernfalls käme es zu den lebensgefährlichen Symptomen einer Blut-Azidose.

Die Säuren werden daher ins Bindegewebe (das sog Fasziengewebe) abtransportiert, wo sie so lange zwischengelagert werden, bis sich für den Organismus die Möglichkeit ergibt, die Säuren über die Nieren, den Darm oder die Haut wieder auszuscheiden. Da jedoch ständig neue Säuren im Körper eintreffen, verbleiben die Säuredeponien meist erhalten und können nur noch unvollständig abgebaut werden, die Faszien verkleben.

Damit alle Zellen optimal mit lebenswichtigen Nährstoffen versorgt werden können und gleichzeitig regelmäßig entgiften können, ist jedoch ein sauberes Bindegewebe von herausragender Wichtigkeit. Ein übersäuertes Bindegewebe führt folglich zu einem verlangsamten Stoffwechsel, zu überlasteten Ausscheidungsorganen (Leber, Nieren) und beeinträchtigt die Funktionen des Immunsystems. Chronische Stoffwechselerkrankungen, Autoimmunerkrankungen und Entzündungen können die Folge sein.
Mangelhafte Darmgesundheit

Es ist bekannt, dass bei Patienten mit entzündlichen Darmerkrankungen (z. B. Morbus Crohn) oft gleichzeitig auch entzündliche rheumatische Erkrankungen vorliegen. Auch ergaben Untersuchungen der Darmflora von Rheumatikern, dass deren mikrobielle Zusammensetzung sowohl von denjenigen gesunden Personen abweicht als auch ein deutlich entzündungsförderndes Potential aufweist. [Quelle]

Es bestehen also unleugbare Zusammenhänge zwischen der Darmgesundheit und der Gelenkgesundheit.
Leaky-Gut-Syndrom

Ein für die Entstehung von Arthritis ebenfalls bedeutendes Problem könnte das sog. Leaky-Gut-Syndrom (zu Deutsch "Durchlässiger-Darm-Syndrom") darstellen: Die Darmschleimhaut und die auf ihr siedelnde Darmflora stellen normalerweise eine natürliche Barriere für Schadstoffe, unvollständig verdaute Nahrungsbestandteile (z. B. Eiweiße) und giftige Stoffwechselendprodukte dar, während Vital- und Nährstoffe ungehindert passieren können.

Wird der Darm durch ungesunde Ernährung und/oder Medikamente irritiert, nehmen Gärung und Fäulnis überhand, Pilze siedeln sich an und die Darmflora wird gestört.

Eine gestörte Darmflora jedoch kann nicht mehr ihre ursprüngliche Aufgabe (Schutz der Darmschleimhaut) wahrnehmen, woraufhin pathogene Keime sowie Toxine und unverdaute Proteine die Darmschleimhaut passieren und jetzt Allergien und akute Entzündungen wie die Arthritis auslösen können.

Eine Darmsanierung und der Aufbau einer gesunden Darmflora ist folglich eine essentielle Maßnahme, um die ursprüngliche Darmgesundheit wieder herzustellen.

Zuckerreiche Ernährung

Zucker kann die Entstehung von Arthritis begünstigen und Schübe verschlimmern. Viele Arthritis-Patienten berichten, dass sie unmittelbar nach dem Verzehr von zuckerreichen Produkten (Kuchen, Süßigkeiten, Softdrinks, gesüßten Milchprodukten etc.) beobachten können, wie ihre Gelenke anschwellen und die Schmerzen stärker werden.

Zucker fördert eine Arthritis, indem er für einen steigenden Insulinspiegel im Blut sorgt. Nun weiß man aber, dass Insulin das Enzym namens delta-5 Desaturase aktiviert. Dieses wiederum ist an der Bildung der Arachidonsäure aus Linolsäure beteiligt und die Arachidonsäure fördert ihrerseits nun – wie wir zwischenzeitlich wissen - die gefürchteten Entzündungen.

Falsche Fette

Eine Ernährung, die dauerhaft zu hohe Mengen der Omega-6-Fettsäuren und gleichzeitig nur selten Omega-3-Fettsäuren enthält, fördert die Entzündungsneigung des Körpers.

Das heute übliche Verhältnis der beiden Fettsäuren-Gruppen (Omega-6 zu Omega-3) beträgt durchschnittlich 25 zu 1, das wünschenswerte Verhältnis sollte jedoch bei etwa 5 zu 1 liegen. Omega-6-Fettsäuren befinden sich in tierischen Produkten und vielen pflanzlichen Fetten (Sonnenblumenöl, Distel öl u. a.).

Die erwünschten und entzündungshemmenden Omega-3-Fettsäuren sind hingegen besonders in Leinsaat, Leinöl und auch in Hanföl enthalten.

Antioxidantien-Mangel in der Ernährung

Freie Radikale und oxidativer Stress belasten das Immunsystem – besonders dann, wenn sich das Immunsystem mit den eintreffenden Mengen freier Radikale überfordert sieht. Wenn mit der Nahrung jedoch ausreichend Antioxidantien im Körper ankommen, dann bleibt das Immunsystem Herr der Lage und sieht offenbar seltener einen Grund, das eigene Gewebe anzugreifen (wie das bei Arthritis der Fall ist).

Freie Radikale können jedoch auch direkt das Kollagen im Knorpelgewebe angreifen und dessen molekulare Struktur beeinträchtigen, so dass Antioxidantien die Gelenke nicht nur indirekt, sondern auch direkt vor Ort schützen können.

Antioxidantien sind in einer gesunden, naturbelassenen Ernährungsweise, wie sie weiter unten sowie auf vielen anderen Seiten des Zentrum der Gesundheit beschrieben werden, in ausreichenden Mengen und Qualitäten enthalten.
Mineralstoff- und Vitalstoffmangel

Eine Ernährungsweise auf Basis von Back- und Teigwaren, Milchprodukten, Wurstwaren und generell zahlreichen Fertigprodukten sowie eine Lebensweise, in der aus Angst vor Hautkrebs die Sonne gemieden wird, versorgt den Organismus nicht annähernd mit der nötigen Vitalstoffvielfalt und Vitalstoffmenge.

Immer wieder zeigen Studien, dass Vitamine, Spurenelemente, Enzyme, spezielle Fettsäuren und sekundäre Pflanzenstoffe zu einer Linderung der Arthritis bzw. zu deren Vorbeugung beitragen können. Bei chronischen Schmerzbeschwerden wie die Arthritis zeigte sich beispielsweise, dass Menschen, die optimale Vitamin-D-Werte aufwiesen, deutlich weniger Schmerzmittel brauchen. [Quelle]

Auch Vitamin C gilt als schützender Faktor gegen rheumatoide Arthritis. [Quelle] Genauso gibt es Hinweise auf die Anti-Arthritis-Wirkung von Vitamin A und Vitamin E sowie des Vitamin-B-Komplexes.

Das Enzym Bromelain aus der Ananas ist für seine entzündungshemmende Wirkung bekannt und auch die Spurenelemente Selen, Mangan und Bor sollten in keiner Arthritis-Therapie fehlen. Das seltene Enyzm Superoxid-Dismutase (SOD), das z.B. im Gerstengras vorkommt, soll in einer Studie mit Arthritis-Patienten zu vermindertem Schmerz und einer Abschwellung der entzündeten Gelenke geführt haben. [Quelle]

Alle diese wunderbaren Vitalstoffe finden sich größtenteils in einer gesunden möglichst naturbelassenen Ernährungs- und Lebensweise, wie sie weiter unten beschrieben wird.

Dauerstress oder emotionale Belastungen

Stress kann ein bedeutender Faktor für die mögliche Entstehung von Arthritis sein. Stresshormone können zur Ausschüttung von entzündungsfördernden Botenstoffen (Zytokinen) führen und somit die Entwicklung von Arthritis begünstigen. Auch Störungen im weiblichen Hormonzyklus gelten als möglicher Auslöser für eine Arthritis.

So ist Progesteron beispielsweise ein Hormon mit unter anderer entzündungshemmender Wirkung. Stress jedoch kann zu einem niedrigen Progesteron Spiegel führen und auch auf diese Weise Entzündungen fördern. Ein adäquates Stressmanagement ist also nicht nur für unseren Geist, sondern auch für unseren Körper nicht zu unterschätzen.

Hormonelles Ungleichgewicht bei Frauen nach der Menopause

Während der Menopause sinkt der Progesteron Spiegel, so dass dies mit eine Erklärung (aber keine alleinige Ursache) für die gehäuften Arthritis-Neuerkrankungen bei Frauen in dieser Lebensphase sein könnte. Des Weiteren gilt eine Hormon-Ersatz-Therapie als Risikofaktor für die Entstehung einer Arthritis.

Schilddrüsenprobleme

Das Schilddrüsenhormon T3 reguliert die Aktivitäten der Knorpelzellen. Wird von der Schilddrüse zu viel oder zu wenig T3 ausgeschüttet, kommt es zum Knorpelabbau und infolgedessen zu Gelenkschäden. Zwar gehört dieser Aspekt besonders zum Thema "Arthrose", doch gelingt auch der bei einer Arthritis-Therapie erwünschte Knorpelaufbau nicht, wenn die

Schilddrüse die dafür nötigen Hormone nicht in der richtigen Menge freigibt.

Die heute übliche Zwangsjodierung über jodiertes Salz, das sich in nahezu jedem Fertigprodukt, jedem Brot und auch in jedem Milch- oder Fleischprodukt (letzteres aufgrund der Jodierung des Viehfutters) befindet, beeinträchtigt bei vielen Menschen die Schilddrüsenfunktion. Ein Jodüberschuss kann sowohl zu einer Überfunktion als auch zu einer Unterfunktion führen. Beides ist für die Knorpelgesundheit von Nachteil.

Magnesiummangel

Magnesiummangel kann Arthritis fördern, und umgekehrt kann eine ausreichende Magnesiumversorgung sowohl den Knorpelaufbau als auch die Knochendichte fördern, weil nur mit Hilfe von Magnesium das meist üppig vorhandene Calcium in die Knochen eingebaut werden kann (Osteoporose ist eine beliebte Folgeerkrankung der Arthritis) und weil nur mit Hilfe von Magnesium Eiweiße in Knorpelgewebe umgewandelt werden können. Magnesium kann außerdem Entzündungen hemmen. Mehr Informationen dazu finden Sie hier.

Schwermetallbelastung

Schwermetalle (z.B. Quecksilber aus Zahnfüllungen) können sich in den Gelenken ablagern und dort zu einer Arthritis führen.

Mangelhafte Zahngesundheit

Bakterien aus entzündlichen Zahnherden (z. B. wurzelbehandelten Zähnen) können über die Blutbahn in andere Organe (u.a. auch in die Gelenke) gelangen und dort zu erneuten Entzündungen führen. Des Weiteren entdeckte man, dass eine Parodontitis (chronische Zahnfleischentzündung) ein Risikofaktor für die Entstehung von Arthritis sein kann. So ergab eine Studie, dass das Risiko einer Arthritis für Patienten mit Parodontitis um das fast 3- bis 9fache höher ist als für Patienten ohne Parodontitis. [Quelle].

Parodontitis jedoch reagiert sehr gut auf eine basenüberschüssige naturbelassene Ernährungsweise (gemeinsam mit einer natürlichen Zahnhygiene), so dass bei der ganzheitlichen Arthritis-Therapie gleich mehrere Fliegen mit einer Klappe geschlagen werden.
Infektionen mit Pilzen

Die Toxine von Pilzen lagern sich gerne in wenig durchbluteten Körperbereichen (wie z.B. den Gelenken) ab. Auch die Pilze selbst können teilweise in die Gelenke wandern und dort zu Entzündungen führen.

Parasitenbefall

Parasitenbefall in ganz anderen Organen (Milz, Leber etc.) kann sich irritierend auf das Immunsystem auswirken und so zu dessen Fehlleitung mit Arthritis folge führen.

Bei den meisten Patienten wird eine Kombination mehrerer dieser (oder noch unbekannter) Auslöser zur Arthritis geführt haben.

Warum krank?

Der Körper wurde also mehrheitlich nur deshalb krank, weil ihm die falschen Rahmenbedingungen geboten werden: Er bekommt Nahrung, die er nicht will, Stress, den er nicht braucht und zur Krönung Medikamente, die ihn noch weiter irritieren und schwächen.

Gleichzeitig fehlen ihm die Nahrung, nach der er sich sehnt, die Bewegung, die seine Gelenke am Leben erhält, die Möglichkeit zur Toxinausleitung, damit schädliche Ablagerungen und Gifte ausgeschieden werden könnten und die Entspannung, die er dazu nutzen könnte, um wieder Energie zu tanken.

Die ganzheitliche Arthritis-Therapie parallel zur Schulmedizin

Die ganzheitliche Arthritis-Therapie geht auf nahezu alle diese Wünsche des Organismus ein und gibt ihm daraufhin die Möglichkeit, sich selbst zu heilen.

Die ganzheitliche Arthritis-Therapie kann auch parallel zu einer bereits laufenden schulmedizinischen Behandlung durchgeführt werden.

In einem durch die ganzheitliche Arthritis-Therapie gestärkten Körper können schulmedizinische Medikamente nur noch in begrenztem Masse Nebenwirkungen verursachen. Sobald die ganzheitliche Arthritis-Therapie Wirkung zeigt, können die schulmedizinischen Medikamente reduziert, ausgeschlichen oder abgesetzt werden.

Ziel der ganzheitlichen Arthritis -Therapie

Das Ziel der ganzheitlichen Arthritis-Therapie ist also weder die Schmerzbekämpfung noch die Entzündungshemmung. Sie will weder die körpereigene Abwehrkraft drosseln noch Immunzellen abschlachten und auch nicht die Kommunikation zwischen den Zellen zum Erliegen bringen.

Die ganzheitliche Arthritis-Therapie führt keine Kriege. Sie betrachtet die Krankheit von ihrem systemischen Standpunkt aus. Sie hilft, unterstützt, stärkt und macht wieder heil. Sie hat nur ein einziges Ziel: Harmonie im Körper des Menschen.

Für wen ist die ganzheitliche Arthritis-Therapie geeignet?

Selbstverständlich ist die ganzheitliche Arthritis-Therapie nichts für Menschen, denen schon allein beim Gedanken, eine Zeitlang ohne Wurst, Käse und Bier leben zu müssen, die Tränen in die Augen steigen und die – sobald sie von den übrigen erforderlichen Änderungen ihrer Ernährungs- und Lebensgewohnheiten erfahren – überhaupt keinen Sinn mehr im Leben sehen würden.

Die ganzheitliche Arthritis-Therapie ist für starke und selbstverantwortliche Menschen gedacht. Für Menschen, deren Horizont weit über die zweifelhaften Genüsse der bisher gewohnten Ernährungsweise reicht. Für Menschen, die ihr Leben voll auskosten möchten und die erkannt haben, dass dies in Abhängigkeit von Medikamenten und mit einem schmerzenden oder gar verkrüppelten Körper nicht gelingen wird.

Arthritis als Chance?

Und auch wenn heute so manche behaupten mögen, Arthritis sei unheilbar und Knorpel könnten sich nicht regenerieren, so spiegelt sich in diesen Aussagen nur deren begrenztes Wissen und ihre ureigene Erfahrung wider. Beides muss keineswegs mit der Realität übereinstimmen.

Vergessen Sie nie, dass es Menschen gibt, die eine Arthritis-Diagnose als Chance erkannten und begannen, ihr Leben neu zu ordnen. Sie nahmen ihr Schicksal kurzentschlossen in die eigenen Hände, legten mit der ganzheitlichen Arthritis-Therapie los und sind heute schmerzfrei, Arthritis frei und gesund.

Die ganzheitliche Arthritis-Therapie

Die ganzheitliche Arthritis-Therapie besteht aus 11 Bereichen, die – bei Bedarf – um etliche ergänzende Maßnahmen erweitert werden können:

Ernährungsumstellung auf eine basenüberschüssige, möglichst naturbelassene Ernährungsweise: Details finden Sie weiter unten sowie in diesem Text: Warum basische Ernährung?

Genussgifte (Nikotin, Alkohol, Drogen, Koffein) meiden und entbehrliche Medikamente (Schlafmittel, Erkältungsmedikamente, Kopfschmerztabletten bei nur leichtem Kopfschmerz etc.) absetzen.

Entsäuerung: Details zu einer intensiven Entsäuerungskur finden Sie hier: Gesund und jung durch Entsäuerung

Eine wichtige Komponente der Entsäuerungskur ist die Sango Meereskoralle. Sie spielt bei der Arthritis nicht nur als Säurepuffer eine große Rolle, sondern versorgt auch den Knorpel und die Knochen mit lebenswichtigen Mikronährstoffen. Die Mineralstoffe in der Sango Meeres Koralle liegen in einer für den Menschen perfekt aufnehmbaren Form und in einem idealen Verhältnis vor.

Darmreinigung inkl. Aufbau einer gesunden Darmflora: Details zu einer intensiven Darmreinigung finden Sie hier: Darmreinigung - Wie geht`s

Leber- und Nierenstärkung:
Die Leber wird mit Bitterstoffen, Mariendistelpräparaten, Artischocken-Frischpflanzenpresssaft, Kurkuma und/oder Löwenzahnwurzel-Präparaten in ihrer Entgiftungsaktivität unterstützt und ge-

stärkt. Mehr Informationen finden Sie in den folgenden Texten: Warum Bitterstoffe gut sind, Was ist Kurkuma, Löwenzahn - Wunderkraut statt Unkraut,

Die Nieren brauchen sehr viel Flüssigkeit, um als leistungsfähiges Ausleitungsorgan das Immunsystem zu unterstützen. Trinken Sie daher täglich 2,5 bis 3 Liter reines kohlensäurefreies Wasser.

Phytotherapie: Bei einer Studie wurden die teilnehmenden Arthritis-Patienten in zwei Gruppen aufgeteilt. Eine Gruppe erhielt 2 x 100 mg Diclofenac (ein entzündungshemmendes Schmerzmittel), die andere bekam nur 50 mg Diclofenac sowie täglich 50 Gramm Mus aus gedämpften Blättern aus Brennnessel (verteilt auf drei Portionen). In beiden Gruppen verbesserten sich sowohl die rheumaspezifischen Blutwerte als auch Schmerz, Bewegungseinschränkung und Steifigkeit um 70 Prozent. Erfahrungsgemäß können 50 mg Diclofenac keine derartige Linderung der arthritischen Beschwerden herbeiführen, so dass das Brennnessel Mus offenbar 150 mg Diclofenac ersetzen kann bzw. dazu verhilft, die nebenwirkungsreiche Medikation um 75 Prozent zu reduzieren. Wer Probleme mit der Beschaffung von Brennnesselblättern hat, kann auf Brennnessel-Frischpflanzenpresssaft zurückgreifen. (Quelle: Leitfaden Phytotherapie, Schilcher/Kammerer, 2. Auflage, S. 773)

Nahrungsergänzungsmittel: Die bei Arthritis empfehlenswerten Nahrungsergänzungsmittel sind die folgenden:

Broccoraphan: Der in Broccoraphan enthaltene Pflanzenstoff Sulforaphan blockiert die Funktion jener schädlichen Enzyme im Körper, die an der Entstehung von Arthritis beteiligt sind und zu Entzündungen und Schmerzen führen können. Wird der Sulforaphan-Spiegel im Blut erhöht, kann der Pflanzenstoff in das Gewebe der Gelenke wandern und direkt vor Ort vor Arthritis schützen. Mehr Informationen zu Sulforaphan finden Sie hier.

Magnesium: Der bei Arthritis sehr hohe Magnesiumbedarf kann über die Ernährung gedeckt werden. Ausführliche Informationen dazu finden Sie hier.

Gerstengras: Wie weiter oben erwähnt ist im Gerstengras das seltene Enzym SOD enthalten, dass in einer Studie mit Arthritis-Patienten zu weniger Schmerzen und einer Abschwellung der Gelenke führte. Gerstengraspulver kann sehr einfach in Säfte oder Wasser gemixt und auf diese Weise täglich eingenommen werden. Mehr Informationen zu Gerstengras und seiner Verwendung finden Sie hier. Hier finden Sie Informationen über das konzentrierte Gerstengrassaft.

MSM: MSM ist eine organische Schwefelverbindung, die in einer Studie die Bildung von entzündungsfördernden Zytokinen und knorpelabbauenden Enzymen hemmen konnte und so Arthritis – insbesondere im frühen Stadium – stoppen können soll. Schmerzreduktion und größere Beweglichkeit können die Folgen von MSM sein. Weitere Informationen zu MSM finden Sie hier.

Natürliche Enzym-Präparate (z.B. Digevit): Falls es Ihnen nicht gelingt, regelmäßig mit der Ernährung enzymreiche Lebensmittel zu sich zu nehmen, können hier Nahrungsergänzungsmittel aushelfen: Gerade das in Digevit enthaltene Ananas-Enzym Bromelain hat eine entzündungshemmende Wirkung.

Sonnenlicht: Tanken Sie regelmäßig Sonne, um Ihren Vitamin-D-Spiegel anzuheben!

Sorgfältige Zahnhygiene: Aufgrund des Zusammenhanges zwischen einer Parodontitis und der Arthritis ist penibel auf die Zahnfleisch- und Zahngesundheit zu achten. Bei Beachtung unserer Ernährungstipps führt schon allein dies zu einer deutlich besseren Zahngesundheit. Verwenden Sie außerdem eine chemiefreie und fluoridfreie Zahncreme sowie regelmäßig Zahnseide. Führen Sie täglich eine Ölspülung (oder Ölziehkur genannt) oder eine Mundspülung mit dem karieshemmenden Zuckeraustauschstoff Xylit durch (insbesondere nach (Süßen) Mahlzeiten).

Stressabbau, Entspannungsmassnahme und Auflösung möglicher seelischer Konflikte

Ergo- und Physiotherapie: Korrekte und regelmäßige Bewegung ist bei Arthritis äußerst wichtig, da Bewegungsmangel sehr schnell zu einer Verstärkung der Gelenksteifheit führen wird. Erkundigen Sie sich nach einem wirklich fähigen Physiotherapeuten und

Schließen Sie sich evtl. einer Arthritis-Sportgruppe an, die sich regelmäßig zu Aktivitäten trifft, wie z. B. Physiotherapie im Schwimmbad.

Zimtöl für schmerzende Arthritis-Gelenke: Wenn die Gelenke schmerzen, können Sie selbst gemachtes Zimtöl für eine schmerzlindernde Massage verwenden. Eine Anleitung finden Sie hier: Die fünf Vorteile von Zimtöl

Ergänzende Maßnahmen, die Sie bitte mit einem kompetenten Therapeuten besprechen:

Gezielte Ausleitung von Schwermetallen, Pilz- und Bakterientoxinen

Sanierung von möglichen Zahnherden und fachkundige Entfernung von schwermetallhaltigen Zahnfüllungen

Überprüfung der Schilddrüsengesundheit
Überprüfung des Hormonstatus bei Frauen (Die Behebung eines möglichen Progesteron mangels kann u. U. – nach Absprache mit dem Therapeuten Ihres Vertrauens - mit dem rein pflanzlichen Präparat Wild Yam behoben werden.)

Mögliche Nahrungsmittelunverträglichkeiten austesten lassen und die entsprechenden Nahrungsmittel meiden

Begleitende Therapien wie z. B. Homöopathie, Hydrotherapie (Kneipp) etc.

Ernährungsumstellung bei Arthritis

Die Ernährungsweise bei Arthritis und anderen entzündlichen Gelenkerkrankungen richtet sich nach den folgenden Grundsätzen:
Ihre neuen vitalstoff- und Antioxidantien reichen Grundnahrungsmittel sind ab sofort:

Gemüse (Blattgemüse, Knollengemüse, Fruchtgemüse, Hülsenfrüchte)

Salate und Kräuter

Grüne Smoothies (Köstliche Power-Mixgetränke aus Früchten, grünem Blattgemüse und etwas Wasser, mehr Informationen dazu finden Sie hier.)

Früchte (einschl. Avocados), sehr süß Früchte meiden

Nüsse, Mandeln und Samen (Leinsaat, Kürbiskerne, Sonnenblumenkerne): Aus Nüssen und Mandeln lassen sich wunderbare Gerichte zaubern. Hier finden Sie eine Menge interessante Rezepte: Mandel-Likör und Milch-Ersatz. Darüber hinaus enthält Leinsaat die wertvolle entzündungshemmende Omega-3-Fettsäure namens Alpha-Linolensäure – die Gegenspielerin der entzündungsfördernden Arachidonsäure. Leinsamen muss – damit man in den Genuss dieser Fettsäure gelangt - gemahlen werden (z.B. mit einer Kaffeemühle). Trinken Sie bei der Einnahme von Leinsamen SEHR viel Wasser.

Esskastanien (Maroni)

Selbstgezogene Keimlinge aus Linsen, Brokkoli samen, Radieschen, etc.

Süßigkeiten (selbst gemacht) aus Nüssen und Trockenfrüchten oder zuckerfreie Früchteriegel aus dem Bio-Handel, z. B. Raw Bite Energieriegel

Naturbelassene Öle, die entweder reich an Omega-3-Fettsäuren und/oder arm an Omega-6-Fettsäuren sind (Bio-Olivenöl, Bio-Hanföl, Bio-Leinöl, Bio-Kokosöl)

Als Getränk ist besonders reines kohlensäurefreies Quellwasser ideal (2,5 Liter täglich), ergänzt von basischen Kräutertees (0,5 Liter täglich).

Als Beilage in geringen Mengen (höchstens 20 Prozent der täglichen Nahrungsmenge) gibt es folgendes:

Brot aus Keimlingen (Mehr Infos dazu finden Sie hier.), als Alternative Brote aus Urgetreide (Emmer, Einkorn, Kamut, Urroggen)

Hirse, Quinoa, Buchweizen oder Teigwaren daraus, wie z. B. Buchweizennudeln.

Wenn Sie sich mit einer vegetarischen Lebensweise überhaupt nicht anfreunden wollen, können Sie zweimal wöchentlich Seefisch wie Hering, Heilbutt, Aal, Sardine oder Makrele essen. Allerdings muss es sich um Fisch aus Wildfang handeln, da dieser mehr Omega-3-Fettsäuren enthält als Zuchtfisch. Notwendig für die Deckung des Omega-3-Fettsäuren-Bedarfes jedoch ist Fisch keineswegs. Dies gelingt auch – wie oben erwähnt - mit Hilfe von Leinsaat, Leinöl und Hanföl. Beobachten Sie Ihr Befinden nach Fischverzehr genau und streichen Sie ihn sofort wieder aus Ihrer Ernährung, wenn Sie eine Verschlechterung Ihres Befindens beobachten.

Was es künftig nicht mehr gibt:

Fleisch- und Wurstwaren werden – zumindest in den ersten sechs Monaten – strikt gemieden. Will man später wieder Fleisch in die Ernährung integrieren, dann kommt ausschließlich Fleisch aus extensiver Weidehaltung in Frage und sollte nicht häufiger als zwei- bis dreimal wöchentlich auf den Tisch kommen. Fleisch aus extensiver Weidehaltung weist einen höheren Omega-3-Fettsäuren-Gehalt und einen niedrigeren Omega-6-Fettsäuren-Gehalt auf als Fleisch von Tieren aus Massentierhaltung bzw. von Tieren, die mit Getreide und Soja gefüttert werden.

Milchprodukte werden zu 100 Prozent vom Speiseplan gestrichen. Milchprodukte werden von vielen Menschen unwissentlich nicht vertragen. Sei irritieren die Darmgesundheit, fördern ein ungünstiges Darmmilieu und können schon allein auf diese Weise die Entstehung einer Autoimmunerkrankung fördern.

Wenn Sie nach Ihrer Genesung gelegentlich Milchprodukte verzehren möchten, wählen Sie ausschließlich Produkte aus biologischer Weidehaltung und kaufen Sie nur solche Milchprodukte, die NICHT homogenisiert wurden.

Back- und Teigwaren aus herkömmlichen Mehlen sind nichts als Magenfüller und Sattmacher. Mehr Informationen zum Thema, warum Getreide für unsere Gesundheit nicht förderlich ist, lesen Sie hier.

Fette und Öle: Gemieden werden alle tierischen Fette und pflanzlichen Öle (insbesondere die folgenden Omega-6-Fettsäuren-reiche Öle: Distel öl, Sonnenblumenöl, Mais Öl und Sojaöl). Ausnahmen stellen die weiter oben genannten Omega-3-Fettsäurenreichen Öle dar (hochwertiges, kalt gepresstes Olivenöl, Lein- und Hanföl sowie Kokosöl)

Fertiggerichte und Konserven aller Art

Zucker und synthetische Süßstoffe sowie damit gesüßte Produkte

Herkömmliche Süßigkeiten und Milchschokolade

Kaffee und Schwarztee (während des Koffeinentzugs kann Getreide- oder Lupinenkaffee hilfreich sein, als Süßungsmittel eignen sich Steviaprodukte oder Xylithol)

Softdrinks, kohlensäurehaltiges Mineralwasser, gekaufte Säfte und alkoholische Getränke

Der Ernährungsplan bei Arthritis

Ein Ernährungsplan bei Arthritis könnte so aussehen:

Erstes Frühstück: Ein Großes Glas Wasser oder Kräutertee z.B. Basischen Morgentee.

Zweites Frühstück: Frische Früchte so viel Sie mögen, je nach Appetit auch alle zwei Stunden eine weitere Obstmahlzeit bis zum Mittagessen. Oder einen grünen Smoothies. Oder – für Menschen mit großem Hunger am Morgen – ein basisches Müsli mit Früchten und Mandelmilch

Mittagessen: Essen Sie sich an Salaten satt. Diese sollten bevorzugt aus grünem Blattgemüse (Blattsalate, Radicchio, Zuckerhut, Weißkohl, Rotkohl, etc.), Wildpflanzen (Löwenzahn, Giersch, Vogelmiere, Melde, Portulak etc.), Kräutern und selbst gezogenen Keimlingen bestehen. (Mit Salaten sind hier also keinesfalls Kartoffel-, Nudel-, Reis- oder gar Wurstsalate gemeint.) Auch Wurzel- oder Knollengemüse können verwendet werden (z. B. Pastinaken, Rettiche, Kohlrabi, Knollensellerie etc.). Die Salate werden mit einem Dressing aus Zitronensaft oder Apfelessig, kalt gepressten hochwertigen Ölen (Hanf-, Lein- oder Olivenöl), Algenflocken (z. B. "Salat des Meeres" im Naturkosthandel) und Meer-, Kräuter- oder Steinsalz verfeinert.

Zwischenmahlzeit: eine Handvoll Mandeln oder daraus hergestellte Mandelmilch (in den Mixer Wasser, Mandeln und entsteinte Datteln geben.

Abendessen: Kurz gedünstetes Gemüse mit einem Gluten freien Beilage wie z. B. Esskastanien, Hirse, Buchweizen, Quinoa und seltener auch Kartoffeln.

Je nach Stadium der Arthritis und der Allgemeinverfassung des einzelnen Menschen, sollten die Komponenten der ganzheitlichen Arthritis-Therapie häppchenweise und keinesfalls alle gleichzeitig umgesetzt werden.

Die ganzheitliche Arthritis-Therapie führt zu einer enormen Ausscheidung von Toxinen, überschüssigen Proteinen und eingelagerten schädlichen Stoffwechselendprodukten, so dass dieser Prozess – wird er nicht Schritt für Schritt, sondern übereilt eingeleitet – so genannte Heilkrisen (auch Entgiftungssymptome oder Herxheimer Reaktion genannt) auslösen kann.

Gehen Sie daher mit Bedacht, systematisch und konsequent vor und verlieren Sie nie Ihr Ziel aus den Augen: Vollkommene Gesundheit!

Krebs war früher eine seltene Krankheit, die nur einen geringen Prozentsatz der Menschen betraf. Um die Jahrhundertwende starben nur wenige Menschen an Krebs. Doch heutzutage ist Krebs so weit verbreitet, dass fast jeder einen Verwandten hat, der an Krebs leidet. Krebserkrankungen stellen heute keine Ausnahme mehr dar; Krebs ist stattdessen zu einer der häufigsten Erkrankungen unserer Zeit geworden.

Krebs entwickelt sich über einen langen Zeitraum

Entgegen der populären Ansicht benötigt Krebs mehrere Jahrzehnte, um sich im Menschen zu entwickeln. Bedingt durch diese lange Inkubationszeit ist es der Wissenschaft trotzdem nicht möglich, uns die Methoden der Zerstörung jeglicher Krebszellen im Frühstadium zu demonstrieren. Ferner kann sie uns nicht aufzeigen, wie die Ausbreitung von Krebszellen im Körper verhindert werden kann.

Krebs ist nicht genetischen Ursprungs

Dr. Robert A. Weinberg, Massachusetts Institute of Technology (MIT), einer der führenden Krebsforscher und Entdecker des so genannten Krebs-Gens, widerrief seine früheren Ansichten, nachdem er entdeckt hatte, dass "weniger" als ein DNS-Hauptbestandteil von einer Million falsch kopiert wurde".

Das reicht nicht aus für einen Defekt! Seine genauen Worte: "Etwas stimmte nicht. Der Glaube an die fortlaufende Aktivierung einer Reihe von Krebs-Genen hat für die Erklärung der Krebsentstehung völlig an Bedeutung verloren." Er nannte die bis dahin gewonnenen genetischen Erkenntnisse "steril". Die Hauptursache für Krebs ist demnach nicht genetisch bedingt. Dies wurde 1998 bekannt gegeben. Diese Informationen wurden nicht verbreitet!

Dies könnte Sie interessieren:

Darmreinigung Simple Clean - die einfache Darmreinigung

Die Wissenschaft ist ratlos

Der Hauptgrund für Krebs nicht genetischer Natur. Sogar bei familiär bedingter Vorbelastung gibt es reale Hoffnung auf Heilung. Unglücklicherweise bewegen sich die Genforscher rückwärts, indem sie versuchen, die Fakten in ihre genbestimmten Theorien zu drängen, obwohl diese nicht passen. Denn wie Wissenschaftler viele Jahre zuvor bewiesen, ist Krebs genetisch nicht dominant. Zu welchen Schlussfolgerungen führt uns das? Wo finden wir Lösungen? Was ist mit den populären Ansichten bezüglich gesunder Ernährung, um sich gegen Krebs zu schützen?

Falsche Empfehlungen

Viele Menschen folgen den Ratschlägen der "Fachleute" in der Hoffnung, den Kampf gegen Krebs zu gewinnen. Leider gibt es für diese Empfehlungen keine wissenschaftliche Begründung. Sehen Sie sich einmal die folgende Liste der "Problemlösungen" an.

Sie wurden in den weltweit besten medizinischen Zeitschriften publiziert. Viele von uns erfuhren niemals von einem Widerruf, und so richten wir uns weiterhin nach Methoden, die uns gar nicht vor Krebs schützen können.

Obst und Gemüse: Grüne Blattgemüse verhindern nicht den Ausbruch von Brustkrebs
Ballaststoffe: Sie unterstützen Darmkrebs eher, als dass sie ihn verhinderten
Mammographie: Samuel S. Epstein, MD (Vorsitzender der Krebspräventionsgruppe), Rosalie Bertell und Barbara Seaman veröffentlichen einen Artikel über Aspekte der Mammographie, die die meisten Frauen noch nie gehört hatten "Entgegen der populären Meinung und der Behauptung der amerikanischen Medien [...] ist die Mammographie keine Methode für die frühzeitige Diagnose. Im Allgemeinen existiert ein Brustkrebs bereits seit acht Jahren, bevor er letztlich entdeckt werden kann [...]"
Fischöl: Die meisten Zusätze von Fischöl sind wertlos bezüglich der Krebsvorbeugung und können sogar für Ihre Gesundheit riskant sein.

Die internationale Gesellschaft zur Untersuchung von Fettsäuren und Lipiden (ISSFAL) stellte folgendes fest: "[...] Studien zeigen, dass Fischöl (bestehend aus Omega-3-Derivaten) im gegenwärtig gebräuchlichen Standard eine große Anzahl von Immunzellen-Reaktionen reduziert (natürliche Killerzellen)

Schadet Fischöl der Gesundheit?

Jeder Stoff, der die Bekämpfung von Tumorzellen einschränkt, ist wiederum krebsfördernd - gerade das Gegenteil von dem, was erwünscht ist. Könnte vielleicht der Grund für das Ansteigen der Krebsrate die Tatsache sein, dass so viele Leute Fischöl zu sich nehmen?

In Japan ist Krebs die häufigste Todesursache

Fischöl ist bei der Vorbeugung von Herzkrankheiten ebenfalls sinnlos. Bezüglich dessen warnte die Harvard Medical School die Amerikaner schon vor Jahren, aber kaum jemand schenkte dem Glauben. Auch der Verzehr von ganzem Fisch anstelle von Fischöl ist in diesem Zusammenhang wirkungslos.

Bei den Japanern gibt es eine höhere Anzahl an Krebs-und Herzkrankheiten als bei den Amerikanern. Seit 1981 ist in Japan der Krebs die häufigste Todesursache. Selten verbreiten die öffentlichen Medien diese erstaunlichen Erkenntnisse.

Im Januar 2006 wurde der Irrglaube bezüglich der krebsvorbeugenden Wirkung der Omega-3-Fettsäuren entlarvt (JAMA 2006; 295): " Umfangreiche Textmaterialien zahlreicher Autoren aus verschiedenen Ländern mit unterschiedlichem demographischem Hintergrund erbringen keinen Beweis dafür, dass Omega-3-Fettsäuren mit [einer verminderten] Krebs[rate] zusammenhängen. Eine Ernährungsergänzung mit Omega-3-Fettsäuren ist keine Garantie dafür, nicht an Krebs zu erkranken."

Dr. Otto Warburg fand die Ursachen von Krebs

Es gibt eine Möglichkeit der Krebsvorbeugung. Sie wurde 1925 durch Otto Warburg (MD, PhD) entdeckt. Dr. Warburg wurde als der größte Biochemiker des 20. Jahrhunderts angesehen; die immense Zahl und der Umfang seiner Entdeckungen qualifizieren ihn zum fähigsten Biochemiker aller Zeiten."

In den 1920er Jahren trieb Dr. Warburg die Forschung über Atmungsenzyme voran, sowie über bestimmte Vitamine und Mineralstoffe, die der Körper für die Verwertung von Sauerstoff in den Zellen benötigt. Dies brachte ihm schließlich 1931 den Nobelpreis ein. (Heutzutage werden diese Vitamine und Mineralstoffe "Co-Enzyme" genannt). Das Nobelpreis-Komitee erwartete von der medizinischen Welt, dass diese von Otto Warburgs wichtigen Krebs- Entdeckungen profitieren würde. Dies wurde jedoch verhindert, indem dieses Wissen - wie so oft - unterdrückt wurde.

Fehlender Sauerstoff in der Zelle verursacht Krebs

Trotz seiner frühen Ehrungen und Erfolge führte Dr. Warburg seine Forschung weiter und konnte somit auch noch in seinen späteren Lebensjahren weitere fundamentale Ergebnisse erzielen. Er durchlief eine erstaunlich erfolgreiche, 60-jährige Karriere in der Wissenschaft. Oft entwickelte Dr. Warburg zusätzlich noch neue Forschungsmethoden. Beispielsweise entdeckte er, wie man den Sauerstoffdruck in einer lebenden Zelle messen kann. Zu diesem Zweck entwickelte er ein spezielles Manometer - eine bedeutende Entwicklung, denn sie führte zu der Erkenntnis, dass eine geringe Sauerstoffkonzentration und geringer Druck in der Zelle immer die Entstehung von Krebs ankündigten.

Die tatsächlichen Krebsbedingungen seit langem bekannt

Die Bedeutung dieser Entdeckung besteht darin, dass sie den wichtigsten funktionellen Auslöser von Krebs isolierte. Anstatt auf einem theoretischen Niveau zu forschen, das viel zu weit entfernt von der physiologischen Realität des Krebses ist, um für praktische Therapien und Vorsorgeprogramme relevant zu sein, beschrieb Dr. Warburg die tatsächlichen Bedingungen in den Zellen, die Krebs verursachten. Dadurch konnten später andere Kollegen funktionelle, praxisorientierte Methoden entwickeln, um die Krebsentwicklung zu hemmen.

Erkenntnisse über Krebs werden unterdrückt

Es ist schockierend, dass kein einziges wichtiges Ergebnis seiner zahlreichen Erkenntnisse von der amerikanischen Forschungsgemeinde zur Vorbeugung, Behandlung und Rückbildung von Krebs eingesetzt wurde. Trotz kritischer Diskussion über die Richtung und die Validität von Warburgs Arbeiten hat niemals ein Wissenschaftler oder Forscher den Wahrheitsanspruch, die Genauigkeit oder Gültigkeit dieser wichtigen Entdeckungen zur Vorbeugung und Heilung von Krebs widerlegt. Sogar heutzutage hat medizinische Übereinstimmung oft wenig mit der Wissenschaft zu tun. Die Politik hat die Anstrengungen vieler Krebsforscher zunichte gemacht.

Hauptursache von Krebs seit sechs Jahrzehnten bekannt

Wir haben uns an die Aussage gewöhnt, "eines Tages" würden die Ursachen für die Krebsentstehung gefunden werden, und Krebs sei das vorrangige medizinische Rätsel unserer modernen Zeit. Daher ist das Folgende schwer zu glauben:

Dr. Otto Warburg entdeckte und erläuterte ausführlich, dass die vorrangige Ursache für Krebs die verminderte Sauerstoffkonzentration in der Zelle ist. "Wir fanden im Experiment, dass schon eine 35-prozentige Reduktion der Sauerstoffatmung ausreicht, um solch eine Umwandlung während des Zellwachstums hervorzurufen", bemerkte er 1966 auf einer Konferenz der Nobelpreis-Träger in Lindau."

Nur ein Drittel weniger Sauerstoff als es normalerweise nötig wäre, und der Mensch erkrankt an Krebs. Begründet auf sorgfältige Experimente, die Dr. Warburg und viele seiner Kollegen sehr oft verifiziert hatten, erläuterte er seine Entdeckung, dass die vorrangige Ursache von Krebs einfach in einer zu geringen Sauerstoffversorgung der Zelle (Hypoxie) besteht. Es kommt noch schlimmer, denn eine bereits kanzeröse Zelle kann nicht mehr in den normalen Zustand zurückfinden; sie muss zerstört werden.

Forscher suchte keine Problemlösung

Zum Erstaunen vieler Fachleute wurde diese Erkenntnis über den Zusammenhang von Krebs und Sauerstoff mehrfach in aktuellen Onkologie- Fachzeitschriften veröffentlicht, beispielsweise in Radiotherapie and Oncology. Jedoch haben es die Forscher vermieden, die praktische Problemlösung von Sauerstoffmangel zu suchen.

Industrielle Produkte helfen nicht

Mit der Einnahme von Fischöl-Zusätzen, großen Mengen an Omega-3-Fettsäuren oder Ozon kann man den zellulären Sauerstoffmangel nicht ausgleichen. Niemand konnte bis heute Dr. Warburgs Entdeckungen fortführen. Das erklärt viele der falsch verstandenen biochemischen Aktivitäten bezüglich Krebs, die nur wertvolle Zeit verschwenden und praktisch zu nichts führen. Nur Dr. Warburgs Erkenntnis über Krebs sagt viele der realen, bisher noch nicht realistisch erklärten Befunde voraus.

Eine geschädigte Zelle kann nicht repariert werden

Dr. Warburgs Entdeckungen wurden mehrfach in Versuchen überprüft, in denen sowohl normale Zellen zu kanzerösen umgewandelt wurden als auch durch den Beweis, dass sich Krebs nicht in Bereichen entwickelt, die stark mit Sauerstoff angereichert sind. Erstaunlicherweise waren es amerikanische Ärzte, die es 1952 überprüften und 1955 bestätigten!

Goldblatt und Cameron stellten fest(Journal Experimental Medicine), dass eine Zelle nicht mehr repariert werden kann, sobald der Schaden zu groß geworden ist. Auch eine erhöhte Sauerstoffmenge ist dann nicht mehr in der Lage, die Zelle zu normaler Atmung zurückzuführen: Sie bleibt endgültig vom Krebs befallen.

Frühzeitige Erhöhung der Sauerstoffzufuhr ist wichtig

Daher ist Vorbeugung die beste Lösung, um Krebs zu verhindern. Jedoch bestätigten die beiden Wissenschaftler die Möglichkeit, eine " atmungsaktive" präkanzeröse Zelle vor der endgültigen Entartung bewahren zu können, falls der Sauerstoffmangel frühzeitig unterbunden wird.

Sekundäre Ursachen von Krebs

Beinahe jede Ursache von Krebs, die heutzutage in den Gesundheits- und Ernährungszeitschriften hervorgehoben wird, ist sekundär. Gemeint sind damit Einflüsse der Umgebung, chemische Krebsauslöser, umweltbedingte und medizinische Strahlung, gesättigte Fettsäuren, Lebensmittelzusätze, Chemikalien im Tabakrauch, Viren und sogar genetische Veränderungen.

Es gibt unzählige sekundäre Krebsursachen, und sie zu minimieren kann zur Vorbeugung nützlich sein.

Populistische Entscheidungen helfen der Menschheit nicht

Das ständige Verfolgen von immer neuen nebensächlichen Ursachen jedoch, wie beispielsweise dem Rauchen, hat weder in der Vergangenheit geholfen noch wird es zukünftig für die wissenschaftliche Krebsheilung von Nutzen sein, denn meistens geschah es ohne genaue Erklärung der allgemeinen Wirkung auf die Zellen.

Dr. Warburg warnte uns immer wieder, keine wertvolle Zeit damit zu verschwenden, sekundäre Ursachen zu verfolgen. Täuschen Sie sich also nicht über die wichtigste Tatsache hinweg: Jede sekundäre Krebsursache hat mit einer anderen gemeinsam, dass sie beide, direkt oder indirekt, zu einem Sauerstoffmangel in den Zellen führen. Indem wir uns daher mit der Frage beschäftigen, wie ausreichend Sauerstoff in die Zellen gebracht werden kann, werden wir die Gefahr jeder Art von sekundären Ursachen minimieren.
Weitere Ursachen von Krebs

Neben einem chronischen Sauerstoffmangel begünstigen auch viele andere Faktoren Krebs. Dazu gehören etliche Einflüsse aus der Umwelt, wie Chemikalien und Abgase, Pestizidrückstände in Lebensmitteln, umweltbedingte und medizinische Strahlung, Lebensmittelzusatzstoffe, Chemikalien im Tabakrauch, Viren, WLAN (WIFI) und etliche Medikamente.
Häufige Krebsursache: Psychopharmaka

Zu den krebserregenden Medikamenten gehören beispielsweise Psychopharmaka – wie eine australische Studie vom April 2015 herausgestellt hat. Gemäß dieser Untersuchung sollen 90 Prozent der Antipsychotika und über 60 Prozent der Antidepressiva stark krebserregend sein.

Wenn man sich jetzt ansieht, wer derzeit diese Medikamente erhält, dann fällt auf, dass man keine Depressionen haben muss, um Antidepressiva verordnet zu bekommen. Es genügt schon, wenn man ein bisschen über Lethargie und Müdigkeit klagt. Auch wer sich vom Alltag überrollt fühlt, kommt schnell an eine Packung Citalopram. Noch schneller geht es, wenn man beim Arzt mal eben in Tränen ausbricht. Folglich nimmt derzeit Hinz und Kunz Psychopharmaka ein. In den Industrieländern soll es bereits jeder Zehnte sein. Über steigende Krebszahlen in der Zukunft muss sich also niemand mehr wundern.

Das Krebsförderungspotential dieser Medikamente war übrigens bereits vor deren Zulassungen bekannt – worüber wir bereits hier berichtet haben: Psychopharmaka sind krebserregend

Wer folglich die oben genannten zusätzlichen Risikofaktoren minimiert, kann sich effektiv – zumindest zu einem großen Teil – vor Krebs schützen.
Sport ist nicht die Lösung, aber eine gute Idee

Viele Menschen meinen: "Ich treibe viel Sport, und deshalb bekommt mein Blut viel Sauerstoff. Ich bin also vor Krebs geschützt!" Sport ist zwar eine sehr gute Methode, um das Blut bis zu einem gewissen

Grad, mit Sauerstoff anzureichern und dem Krebs vorzubeugen. Doch allein Sport ist dennoch keine Garantie für ein krebsfreies Leben. So konnte der Sport schon den Rad-Weltmeister Lance Armstrong nicht vor Krebs schützen. Sport kann also nicht gewährleisten, dass der Sauerstoff wirksam in jede Zelle der einzelnen Körperorgane übertragen wird.

Viele Faktoren des Sauerstoffmangels

Dr. Warburg stellte deutlich heraus, dass Sauerstoff allein nicht ausreichend ist: "Ganz sicher findet die Krebsentwicklung sogar in der Gegenwart von freiem, atmosphärischem Sauerstoff statt. Doch dieser Sauerstoff kann die sich vermehrenden Körperzellen nicht ausreichend durchdringen; oder die atmungsaktiven Apoenzyme der sich vermehrenden Körperzellen werden nicht genügend von den aktiven (Sauerstoff)-Gruppen durchdrungen."

Es gibt viele Faktoren für das Vorhandensein eines zellulären Sauerstoffmangels, inklusive bestimmter Mangelzustände, von denen wir gleich noch sprechen werden. Sport selbst ist daher keine Lösung, um Krebs zu vermeiden. Viele Menschen, die regelmäßig Sport treiben, beispielsweise Athleten, bekommen dennoch Krebs. Außerdem atmet ein Mensch mindestens 17.000-mal am Tag (zwölf Atemzüge pro Minute). Glauben Sie wirklich, dass Sie mit 17.000 Atemzügen pro Tag mit Sauerstoff unterversorgt sind? Nein, diese Menge reicht aus. Das Problem liegt woanders.

Essentielle Fettsäuren und Öle

Der Körper benötigt unbedingt spezielle Fette und Öle, die neben anderen wichtigen Funktionen die Aufgabe haben, einer ausreichend vorhandenen Menge an Sauerstoff die Passage durch die Zellmembranen in die Zellen hindurch zu ermöglichen; dabei sind die Membranen wiederum der Schlüssel.

Diese speziellen Fette nehmen in hohem Maß Sauerstoff auf. Sie werden essentielle Fettsäuren genannt, oder EFAs (essential fatty acids). Diese speziellen Fette müssen dem Körper täglich von außen zugeführt werden, z. B. durch die Ernährung und durch bestimmte Öle, denn der Körper kann sie nicht selbst herstellen. Es gibt zwei ursprüngliche Formen der EFAs, die dem Körper ermöglichen, aus ihnen alle erforderlichen Stoffe herzustellen, d. h. verschiedene Typen von EFA-"Derivaten". Die ursprüngliche Form der Omega-6-Fettsäuren wird Linolsäure (LA) genannt, und die Ursprungsform der Omega-3-Fettsäuren heißt Alpha-Linolsäure (ALA).

Zum Olivenöl, um das viel öffentliches Aufheben gemacht wurde, kann gesagt werden, dass es hauptsächlich die Omega-9-Fettsäuren enthält, ein nicht essentielles Öl, das auch vom Körper selbst hergestellt wird. "Extra-virgin"-Olivenöl ist traditionell unbehandelt und daher nicht krebserzeugend, doch es ist trotzdem kein Schutz gegen Krebs.

Vermeiden Sie Margarine

Margarine verdirbt nicht, selbst wenn man sie nicht im Kühlschrank aufbewahrt. Das ist der Beweis dafür, dass sich hydriertes Öl nicht mit Sauerstoff anreichern kann. Wenn es sich auch beim Verzehr noch mit Sauerstoff anreichern könnte, würde sie ohne Kühlung ranzig werden - wie das bei Fisch der Fall ist.

Sesamöl und Sojaöl nicht für den menschlichen Verzehr geeignet

Speise-Öle sollten kalt verwendet oder allenfalls nur leicht erwärmt werden, um ihre wertvollen Inhaltsstoffe zu erhalten. Man sollte daran denken, dass einige Hersteller versäumen, auf den Etiketten genaue Angaben zu machen, die eine Differenzierung zwischen den ursprünglichen EFAs und ihren Derivaten erlauben. Damit ist es unmöglich herauszufinden, ob man nun die ursprünglichen EFAs zu sich nimmt oder die Derivate. Man sollte sich vorher informieren, bevor man etwas kauft. Vergewissern Sie sich, dass das Öl nicht erhitzt wurde, ohne Zusatzstoffe ist und aus biologisch angebauten Pflanzen gewonnen wurde. Außerdem sollte es kein Fischöl enthalten oder irgendwelche hydrierten Öle.

Das Verhältnis von Omega-6-Fettsauren zu Omega-3-Fettsäuren im Körper

Wir müssen uns die Substanz der Körperzellen ansehen, um zu entscheiden, welche Öle die besten krebsvorbeugenden Fettsäuren enthalten. Aus pathologischen Studien weiß man, dass das Gehirn und das Nervensystem ein Verhältnis von 1:1 besitzen, was den Anteil der Omega-6- zu Omega-3- Fettsäuren betrifft. Einige Ernährungswissenschaftler behaupten, dies sei die beste Dosis, aber sie liegen falsch. Und zwar aus folgendem Grund:

Die meisten Organe weisen ein Verhältnis von 4:1 an Omega-6- zu Omega-3-Fettsäuren auf. Jedoch machen das Gehirn, das Nervensystem und die Organe nur einen Anteil von zwölf Prozent am gesamten Körpergewicht aus.

Die Haut besteht zu einem großen Anteil aus ursprünglichen Omega-6-Fettsäuren, ohne einen Anteil von Omega-3-Fettsäuren; sie bildet vier Prozent des Körpergewichts. Die Muskeln bilden mindestens 50 Prozent des gesamten Körpergewichts und sind dadurch der Hauptfaktor für die Bestimmung des erforderlichen Verhältnisses von Omega-6- zu Omega-3-Fettsäuren.

Ein wichtiges Merkmal der Muskelstrukturen ist das Verhältnis der Fettsäuren, und zwar enthält der Muskel 5,5- bis 7,5-mal mehr Omega 6- als Omega-3-Fettsäuren, abhängig vom Grad der körperlichen Verfassung.

Es wurde vor einer "Überdosierung" an Omega-6-Fettsäuren in der Ernährung gewarnt und dass wir zum Ausgleich Unmengen an Ölen mit Omega-3-

Fettsäuren zu uns nehmen sollen. Es wurde uns weiterhin gesagt, dass wir mindestens 20 Mal zu viel Omega-6-Fettsäuren zu uns nehmen. Dies ist falsch, und es gibt wesentlich mehr zu dieser Analyse zu sagen.

Wissenschaftlich gesehen benötigt man eine Nahrungsergänzung mit Omega - 6- und Omega - 3 - Fettsäuren in einem Verhältnis von 1:1 bis zu 2,5 : 1. Mit dieser stark wirksamen Dosis braucht man nur eine minimale Tagesmenge, nämlich 3-4 Gramm. Diese empfohlene Menge unterscheidet sich erheblich von den angegebenen Empfehlungen der Ärzte, Heilpraktiker und den Autoren in Gesundheitszeitschriften: Sie kennen oder verstehen die Grundlagen nicht wirklich. Ihre Analyse ist fehlerhaft, und wir empfehlen, den Artikel "The Scientific Calculation of the Optimum Omega 6/3 Ratio" zu lesen (gehen Sie auf "EFA Report"). Dann können Sie die Berechnung bezüglich der idealen Zusammensetzung von Omega-6- zu Omega-3-Fettsäuren und die Wissenschaft, die dahinter steht, besser verstehen.

Omega-3-Fettsäuren können Krebs verursachen

Heutzutage denken viele Leute automatisch an Fisch- oder Leinöl, um den Ausbruch von Krebs zu verhindern. Das Befolgen dieser falschen Empfehlungen ist einer der signifikanten Faktoren, die dazu führen, dass die Krebsraten enorm angestiegen sind, obwohl Millionen von Menschen diese Öle zu sich nehmen. Fischöl enthält eine viel zu hohe Menge an Derivaten der Omega3-Fettsäuren und kann tatsächlich Krebs verursachen. Das wäre dann genau das Gegenteil von dem, was erwünscht ist. Auch Leinöl enthält viel zu viele ursprüngliche Omega-3-Fettsäuren.

Die meisten ursprünglichen Omega-Fettsäuren werden nicht zu Derivaten konvertiert. Sie bleiben weiterhin in den Zellmembranen und Geweben in ihrer ursprünglichen Form bestehen. Wenige Wissenschaftler verstehen dies und nur einige medizinische Artikel können diesen Zustand erklären. Außerdem zerstört die industrielle Lebensmittelproduktion einen erheblichen Teil dieser essentiellen Fettsäuren und damit auch ihre Fähigkeit zu Sauerstoffanreicherung.

Das Wunder der essentiellen Fettsäuren als "Sauerstoffmagneten"

Stellen Sie sich die mehrfach ungesättigten essentiellen Fettsäuren als "Sauerstoffmagneten" vor. Der Nachweis für diese Behauptung ist begründet in den weltweit führenden medizinischen Lexika und Zeitschriften wie Harper's Illustrated Biochemistry, 26. Ausgabe, sowie Human Nutrition - Clinical Nutrition, Juli 1984. Essentielle Fettsäuren sind ein fester Bestandteil in der Struktur und Funktion der Zellatmung.

Fehlt eine effiziente Zellatmung, so folgt die Krebsentstehung auf dem Fuße. Diese Sauerstoffmagneten der essentiellen Fettsäuren, die sich in den

Zellmembranen befinden, ziehen den Sauerstoff aus dem Blutstrom heraus und transportieren ihn in die Zellen, wie kleine Sauerstoffschwämme. Dieser Vorgang ereignet sich in jeder der 100 Billionen Körperzellen.

Fehlende Fettsäuren - fehlender Sauerstoff

Folglich ist es gleichgültig, wie oft Sie atmen oder Sport treiben. Wenn sich nicht die geeigneten essentiellen Fettsäuren an der entsprechenden Örtlichkeit in der jeweiligen Zelle befinden, dann können die Zellen nicht genügend Sauerstoff aus dem Blut herausziehen, und das wird Ihr Risiko, an Krebs zu erkranken, gewaltig steigern. Erinnern Sie sich, dass für den Krebsausbruch schon die Reduzierung des Sauerstoffs in der Zelle um 35 Prozent ausreichend ist.

Ohne die ständige Zufuhr von essentiellen Fettsäuren aus der Nahrung ist die zelluläre Sauerstoffübertragung erheblich gemindert. Stellen Sie sich vor, was passieren würde, wenn allen Ihren 100 Billionen Körperzellen wichtige Substanzen fehlen würden, die sie für die Sauerstoffaufnahme aber benötigen.

Essentielle Fette müssen täglich aufs erneut zugeführt werden

An folgendem Beispiel können Sie sehen, wie diese notwendigen Fettsäuren Sauerstoff absorbieren: Im Supermarkt verdirbt Fisch innerhalb weniger Tage, da das Fischöl, das die essentiellen Fettsäuren enthält, viel Sauerstoff aufnimmt - es reagiert sehr schnell mit dem Luftsauerstoff der Umgebung. Dieser chemische Prozess wird Oxidation genannt. Das gilt ebenso für andere Arten von essentiellen Fettsäuren. Diese nehmen ebenso Sauerstoff auf, doch dadurch bedingt haben sie eine begrenzte Haltbarkeit. Nach kurzer Zeit funktionieren sie einfach nicht mehr. Diese essentiellen Fettsäuren sind "verbraucht", sie werden ranzig. Daher müssen sie täglich aufs Neue durch die Ernährung aufgenommen werden - so hat uns die Natur konstruiert!

Es gibt viele Wege, um Sauerstoff ins Blut zu bekommen: durch Sport, indem man "sauerstoffangereichertes" Wasser trinkt oder reine Luft einatmet. Doch sind diese Teillösungen für bestmögliche Krebsvorsorge ungeeignet. Wenn das Problem mit dem Mangel an essentiellen Fettsäuren gelöst ist, wird jedes Organ zu seinem eigenen "Sauerstoffmagneten" - gerade so, wie es die Natur beabsichtigt hatte.

Brustkrebs durch Sauerstoffmangel

Brustkrebs ist weltweit die bei Frauen am meisten verbreitete Krebsform. Die steigende Zahl der Brustkrebsfälle kann mit der Entdeckung Dr. Warburgs über den Sauerstoffmangel der Zellen zum ersten Mal erklärt werden.

Die Brust besteht zu einem sehr hohen Anteil aus Fettgewebe. Eine typische Zellmembran im Muskelgewebe besteht zur Hälfte aus Fett und zu einem Drittel aus essentiellen Fettsäuren (Sauerstoff-Überträger). Dagegen enthält Fettgewebe, wie etwa in der Brust, Bereiche mit 80-95 Prozent Fettkonzentration. Diese Fettbestandteile des Brustgewebes sollten einen hohen Anteil essentieller Fettsäuren besitzen. Doch dies ist nicht der Fall, da die meisten Lebensmittel heutzutage behandelt werden. Da wichtige Organe wie das Gehirn, Herz, Lungen und Nieren essentielle Fettsäuren noch dringender benötigen, bleibt manchmal nicht mehr genügend übrig, um die ausreichende Versorgung des Brustgewebes sicherzustellen. Daher ist Sauerstoffmangel im Brustgewebe sehr bedeutsam.

Unter dieser Voraussetzung würde man annehmen, dass das Brustgewebe der hauptsächliche Entstehungsort von Krebs bei Frauen weltweit darstellt, und genauso ist es auch. Diese Schlussfolgerung macht sehr viel Sinn, angesichts des immensen Anstiegs der Brustkrebs-Raten.

Nachhaltige Beweise

Der Beweis kommt von Dr. W.C. Willet, Harvard. In einer Studie mit 80.000 Krankenschwestern, die die ursprünglichen Omega-6-Fettsäuren eingenommen hatten, konnte festgestellt werden, dass die Gruppe mit der geringsten Einnahme von Linolsäure (ursprüngliche Omega-6-Fettsäure) die höchste Brustkrebsrate aufwies. Hat Ihnen Ihr Gynäkologe gesagt, dass Sie diesen besonderen Nährstoff benötigen? Wahrscheinlich kennt er ihn gar nicht.

Fischöl kann keine Herzkrankheit verhindern

Erstaunlicherweise wurde 1979 festgestellt, dass die Ernährung die Zusammensetzung der essentiellen Fettsäuren in der Zellmembran beeinflusst. Diese Erkenntnis wurde in Cancer Research veröffentlicht. 1990 entdeckte William E. Lands einen Meilenstein der Forschung: Die Menge maßgeblicher, ursprünglicher Omega-6-Fettsäuren, die in den Geweben vorkommt, ist von der Ernährung abhängig.
Fischöl steigert das Krebsrisiko

2002 wurde in Shanghai, China, auf der ersten weltweit "Internationalen Konferenz für essentielle Fettsäuren, menschliche Ernährung und Gesundheit "bekannt, dass Fischöl die Immunabwehr reduziert! Eine überhöhte Einnahme von Fischöl-Zusätzen kann die Funktion des Immunsystems stark beeinträchtigen und damit das Krebsrisiko steigern. Die Internationale Gesellschaft zur Untersuchung von Fettsäuren und Lipiden (ISSFAL) hatte auf ihrem Kongress 2000 in Tsukuba, Japan, von dieser überraschenden Erkenntnis berichtet, wie schon vorhin erwähnt.

Fischöl beugt Herzkrankheiten nicht vor. Cardiovascular Research erwähnte in einer Studie, das sowohl die Gruppe, die Fischöl eingenommen hatte, als auch die Kontrollgruppe, eine fast gleichartige arteriosklerotische Entwicklung aufwiesen (die Arterien verstopften trotz der Einnahme von Fischöl-Zusätzen). Das Fischöl konnte auch nicht die Verhärtung der Arterien verhindern. Im Gegenteil, die Arterienwand wurde dicker (verschlechterte sich) durch den Verzehr von Fischöl! Nur 1,65 Gramm an Fischöl-Zusätzen pro Tag waren ausreichend, um die Immunität zu verschlechtern und übermäßige innere Blutungen zu verursachen.

Erkenntnisse werden weiterhin unterdrückt

Diese Erkenntnisse über die Wirkungslosigkeit von Fischöl wurden 2002 veröffentlicht. Vermochte das die "Experten" in ernährungswissenschaftlichen, medizinischen und sogar in Regierungsbereichen davon abzuhalten, Fischöl-Zusätze zu empfehlen? Nein! Die Harvard Medical School nahm an einer Untersuchung teil, die 2002 veröffentlicht wurde unter dem Titel "Kontrollierte Studie von Fischöl zum Rückgang von koronarer Arteriosklerose beim Menschen"

Die Tagesmenge an Fischöl war sechs Gramm gegenüber der gleichen Menge an Olivenöl in der Kontrollgruppe. Ihr Ergebnis? "Fischöl-Behandlung über zwei Jahre unterstützt keine wichtigen Veränderungen im Durchmesser der arteriosklerotischen Koronararterien" Das bedeutet, dass die Verstopfung der Arterien von Fischöl-Zusätzen nicht verhindert werden konnte.

Das Omega-B-Derivat AA [Arachidonsäure] verhindert das Zusammenklumpen von Blut

Dr. Warburg fand heraus, dass ein langsamer Blutstrom die Ausbreitung von Metastasen unterstützt. Später zeigten andere Forscher, dass bei einem örtlich begrenzt auftretenden Krebs, der an der Metastasierung gehindert wird, das Risiko, daran zu sterben, um das Zehnfache verringert werden konnte. Obwohl Sie vielleicht Krebs hätten, würden Sie nicht daran sterben. Die Blutstrom-Geschwindigkeit wie auch die Viskosität haben einen Einfluss auf die Ausbreitung von Krebs. Dies ist eine überraschende, kaum erwähnte Information, die von dem weltbekannten Molekularbiologen Robert Weinberg aufgezeigt wurde.

Was verursacht eine Metastasen Bildung?

Was verhindert das "Verklumpen" des Blutes und ist außerdem ein natürliches Blutverdünnungsmittel? Nein, es sind nicht die Omega3-Fettsäuren, wie ständig behauptet wird. Die ursprünglichen Omega-6-Fettsäuren sind wesentlich wirksamer. Arachidonsäure (AA) ist ein wichtiges Derivat der Omega-6-Fettsäuren und ein biochemischer Hauptbestandteil beinahe jeder unserer Zellen. Sie ist der Baustein des wichtigsten Stoffs, der das Verklumpen der Blutplättchen verhindert. Er ist bekannt als Prostacyclin. Die Arachidonsäure verhindert ebenso das Zusammenkleben der Plättchen, indem sie als natürlicher "Blutverdünner" wirkt. AA ist sogar imstande, Gefäßprobleme zu lösen, die nach Verletzungen auftreten.

Herzinfarkt-Patienten weisen oft einen erhöhten Mangel an essentiellen Fettsäuren auf, darunter besonders die EFA-Abkömmlinge Arachidonsäure der ursprünglichen Omega-6-Fettsäuren und EPA (Eicosapentaensäure) der ursprünglichen Omega-3-Fettsäuren.

Man benötigt nur einen kleinen Teil an ursprünglichen Omega-3-Fettsäuren, da EPA eine ihrer wichtigen Derivate darstellt. Das Problem ist, dass die Fischöl-Zusätze einen zu hohen Anteil davon enthalten. Was wirklich die Arterien verstopft

Entgegen der seit Jahrzehnten verbreiteten Meinung ist es nicht das tierische Fett, das die Arterien verstopft und den Blutfluss verhindert; es sind die entarteten ursprünglichen Omega-6-Fettsäuren.

Ein bahnbrechender Lancet-Artikel berichtete von Untersuchungen an Arterien Belägen.

Felton et al erforschten die individuelle Zusammensetzung dieser Bestandteile. Sie fanden in einem Blutklumpen, der aus einer verstopften Aorta-Arterie stammte, zehn verschiedene Zusammensetzungen, aber kein tierisches Fett; es war eine gewisse Menge an Cholesterin darin enthalten. Dies erklärt sich durch die Tatsache, dass Cholesterin als Schutzstoff bei Verletzungen und Blutergüssen in der Arterie gebildet wird, ähnlich einer Blutkruste, die bei äußerlichen Schnittverletzungen entsteht.

Was ist der vorrangige Bestandteil eines Blutklumpens? Vielleicht haben Sie es bereits erraten: die entarteten Omega-6-Fettsäuren der mehrfach ungesättigten Öle; jene Öle, die zuerst gut funktionierende essentielle Fettsäuren beinhalten, die dann jedoch bei der industriellen Lebensmittelverarbeitung zerstört werden. Viele ähnliche Analysen von arteriellen Blutklumpen wurden ausgeführt und in medizinischen Zeitschriften veröffentlicht; sie zeigten die gleichen Ergebnisse. Doch es scheint, als hätten nur wenige Ärzte davon gelesen. Der Durchschnittsmensch hat wenig, wenn überhaupt, Chancen, jemals die Wahrheit zu hören.

Cholesterin ist für verstopfte Arterien nicht verantwortlich

Es ist nicht das Cholesterin selbst, das die Arterien verstopft. Falls ein Mangel an essentiellen Fettsäuren besteht, springt Cholesterin als ein "Gift-Transportsystem" ein. EFAs sind die wichtigste Komponente des Cholesterins. Wie das medizinische Lexikon " Molecular Biology of the Cell" darstellt, ist Cholesterin notwendig für die strukturelle Vollständigkeit der Lipid-Doppelschicht, die die Matrix für jede der 100 Billionen Zellmembranen bildet. JAMA publizierte einen Artikel, der besagte, dass Cholesterin senkende Medikamente keine wirklich vorbeugende Wirkung gegenüber Herzkrankheiten haben. Der Grund? Sie sind nicht imstande, die Menge an schädlichen, ursprünglichen Omega-6-Fettsäuren ausreichend zu senken.

Wie in Current Atherosclerosis Reports (2004) festgestellt, ist dies der Grund, warum Cholesterin-Medikamente ungeeignet sind: "LDL enthält bis zu 80 Prozent Lipide [Fette und Öle], inklusive mehrfach ungesättigter Fettsäuren und Cholesterin, vorwiegend Ester. Linolsäure (LA), eine der häufigsten Fettsäuren im LDL [...]

Cholesterin ist ein wichtiger Transportstoff

Mit Hilfe dieser Information kann man erkennen, was das Cholesterin transportiert - die entarteten essentiellen Fettsäuren - und das ist das Problem. Ein Artikel in Human Nutrition - Clinical Nutrition (1984) bestätigt zusätzlich das Ergebnis, dass es die ursprünglichen Omega-6-Fettsäuren sind, aus der die meisten der Fettsäuren in LDL- und lim.- Cholesterin bestehen.

Natürliche Fette sind nicht "schlecht". 100 Billionen Zellen benötigen eine große Menge an natürlichen Fetten, die essentielle Fettsäuren enthalten; insbesondere die ursprünglichen Omega-6-Fettsäuren. Falls nur ein geringer Teil dieser ursprünglichen Omega- 6-Fettsäuren nicht in Ordnung ist und damit seine Fähigkeit zur Sauerstoffaufnahme und für andere Zellfunktionen verloren hat, wird er zu einer direkten Ursache sowohl für Krebs als auch für Herzkrankheiten.

Haarausfall

(Zentrum der Gesundheit) – Das Haar sagt sehr viel über die Gesundheit eines Menschen aus. Volles glänzendes Haar ist der Inbegriff für Vitalität und beste Gesundheit. Trockenes Haar, fettiges Haar und Schuppen zeigen hingegen ein Ungleichgewicht an. Besonders belastend ist der Haarausfall. Erfahren Sie bei uns die Zusammenhänge zwischen Ihrer Lebens- und Ernährungsweise und der Gesundheit (oder mangelnden Gesundheit) Ihrer Haare.

Das Haar – Spiegel der Gesundheit

Ob schwerer Haarausfall oder einfach „nur" Schuppen – in den seltensten Fällen findet sich die Ursache des Problems ausschließlich in der Haarpflege.

Probleme mit den Haaren sind vielmehr die Reaktion eines aus dem Gleichgewicht geratenen Körpers, das sich nun in den Haaren widerspiegelt.

Die Gesundheit der Haare lässt sich daher am besten beeinflussen, indem man nicht nur bestimmte pflegerische Maßnahmen für das Haar ergreift, sondern sich mit ganzheitlichen Maßnahmen um die Gesamtgesundheit des Organismus kümmert. Dann nämlich kann auch das Haar wieder gesund und stark werden.

Gesundes Haar: ein gesunder Stoffwechsel ist Voraussetzung

Das Haar selbst – also der sichtbare Teil – ist zwar tot, da es nicht mehr von Blutgefäßen und Nerven versorgt wird. Auf dem Kopf bleibt es jedoch nur, weil seine Wurzel sehr wohl mit Blutgefäßen versorgt ist.

Nur deshalb kann das Haar wachsen. Und nur deshalb fällt es meist erst dann aus (nach vielen Jahren), wenn längst ausreichend jüngere Haare da sind, die verhindern, dass man kahl wird, wenn die überalterten Haare schließlich abgestoßen werden.

Es handelt sich um einen ständigen Kreislauf, der aber nur dann funktioniert, wenn die Kopfhaut gesund ist und dort der Stoffwechsel reibungslos stattfinden kann: Die wachsenden Haare müssen mit allen erforderlichen Nährstoffen versorgt werden und das Gewebe rund um die Haarwurzel muss auch regelmäßig die anfallenden Stoffwechselabfallprodukte wieder abtransportieren lassen können.
Ganzheitliche Maßnahmen helfen bei Haarproblemen

Kommt es hier zu Störungen im Ablauf oder zu einer Minderversorgung, leiden letztendlich auch die Haare darunter und es kommt zu Haarproblemen.

Finden Sie bei uns viele ganzheitlichen Maßnahmen, die Ihnen helfen, wieder gesundes und kräftiges Haar zu bekommen.

So gibt es beispielsweise bei Haarausfall viele natürliche Möglichkeiten, diesen zu stoppen und das Haarwachstum wieder anzuregen – ganz gleich, ob der Haarausfall nun infektionsbedingt, nährstoffmangelbedingt, hormonbedingt oder genetisch bedingt ist.

Gemeinhin gilt eine Glatze (oder Teilglatze) als irreversibel, es sei denn sie ist durch Bestrahlungen o. ä. verursacht worden. Eine Glatze IST aber nicht irreversibel – zumindest nicht in jedem Fall. Die Haarfollikel schrumpfen zwar bei längerer Inaktivität, sie sterben aber nicht ab. Also ergreift man Maßnahmen, um sie wieder zu aktivieren. Dabei muss es sich jedoch um solche Maßnahmen handeln, die nicht nur den Haarboden im Visier haben, sondern den ganzen Organismus. Dann kann auch das Haar wieder wachsen und eine normale lange Lebensdauer erreichen.

Glatzenbildung

Bildet sich eine Glatze, dann stoppt der natürliche Lebenszyklus der Haare. Wie alles Lebendige haben auch Haare einen bestimmten Lebenszyklus:

Jedes Haar wächst im Monat etwa einen Zentimeter und wird zwischen 2 bis 7 Jahre alt. Danach lösen sich die Haare, fallen aus und machen für neue Haare Platz. Auf diese Weise fallen bei normalem Haarwuchs jeden Tag zwischen 50 und 100 Haare aus.

Würden sie nicht nachwachsen, hätten wir nach nur wenigen Jahren kein einziges Haar mehr auf dem Kopf. Sie wachsen aber nach. Denn es fallen ja nur die Haare aus, nicht aber die Haarfollikel. Diese befinden sich im Haarboden. Sie umgeben die Haarwurzel und können immer wieder neue Haare Sprießen lassen. Natürlich nur, wenn sie vom Haarboden auch mit ausreichend Nährstoffen versorgt werden.

Glatze durch Nährstoffmängel?

Wenn der Haarboden nun aber nicht mit ausreichend Nährstoffen versorgt ist, dann bricht der oben beschriebene Kreislauf zusammen. Ein Kreislauf, der ein ganzes Menschenleben lang funktionieren könnte – wenn die Nährstoffversorgung stimmen würde.

Tut sie es nicht, dann könnte dies auch der Grund dafür sein, warum sich jetzt plötzlich die erblich bedingte Überempfindlichkeit der Haarfollikel auf das Hormon DHT (Dihydrotestosteron) zeigt und sich eine Glatze oder Teilglatze bildet. Möglicherweise würde sich die Überempfindlichkeit nicht zeigen, wenn der Haarboden und damit sie selbst gut mit Nähr- und Vitalstoffen versorgt blieben.

Nun könnte man sagen: Okay, dann gebe ich meinem Haarboden das, was er will: Eine große Portion Nährstoffe und schon verschwindet meine Glatze. Und genau hier ist der Haken an der Geschichte. Ganz so einfach ist es nicht.

Dies könnte Sie interessieren:

Darmreinigung Simple Clean - die einfache Darmreinigung

Nährstoffe dringen gar nicht mehr bis zu den Haarwurzeln vor

Oft gelangen die zugeführten Nährstoffe gar nicht bis in den Haarboden. Im Haarboden befinden sich die feinen Haarfollikel, in denen die Haarwurzel verankert sind. Und zur Versorgung der Haarfollikel wiederum befinden sich noch feinere Blutgefäße rund um die Follikel. Gerade diese feinen Gefäße sowie das Gewebe rund um die Haarfollikel sind häufig ein Ort, wo sich gerne Schlacken einlagern.

Schlacken sind teilweise Schadstoffe, die man mit der Nahrung zu sich nimmt, größtenteils aber Stoffwechselabbauprodukte (Abfallstoffe), die im Körper selbst entstehen und die er im optimalen Falle ausleiten würde (über die Nieren oder den Darm). Zu den Schlacken gehören auch neutralisierte Säuren, weshalb man in diesem Zusammenhang auch von einer Übersäuerung spricht.
"Lieber eine Glatze als kranke Organe"

Fallen jedoch zu viele Schlacken an oder sind die Ausleitungsorgane überlastet, lagert der Organismus die Schlacken zunächst ein – mit Vorliebe dort, wo sie am wenigsten Schaden anrichten können, z. B. im Haarboden, ganz nach dem Motto: Lieber eine Glatze als kranke Organe – findet zumindest Ihr Körper.

Wenn aber im Haarboden Schlacken eingelagert sind, dann verstopfen sie die feinen Blutgefäße, die den Haarboden und die Haarwurzeln eigentlich mit Nährstoffen versorgen sollten. Auch die feinen Lymphgefäße sind verstopft, die aus dem Haarboden Abfallstoffe abtransportieren sollten. Die Haarfollikel und Haarwurzeln sind jetzt also mit Schlacken umgeben, die sie aufgrund verstopfter Abflusswege nicht mehr loswerden können. Gleichzeitig kommen die Nährstoffe auch nicht mehr durch, zumindest nicht im benötigten Ausmaß.

Was Ihr Haar mit einer Topfpflanze gemeinsam hat

Die Haarfollikel könnte man ein wenig mit einer Topfpflanze vergleichen. Wenn eine Topfpflanze nicht regelmäßig gedüngt oder gelegentlich in neue Erde umgetopft wird, dann stellt sie ihr Wachstum irgendwann ein. Sie stirbt zwar nicht, verharrt aber und wartet auf Nährstoffnachschub.

Eine Pflanze kann jahrelang im selben Topf stehen, ohne zu sterben. Aber sie wächst auch nicht, wenn sie keine Nährstoffe erhält. Sie sieht auch nicht besonders proper aus – und blühen tut sie auch nicht. Gleichzeitig wird sie anfällig für alle möglichen Krankheiten und Schädlinge.

Dann fällt dem bislang nachlässigen Hobbygärtner eines Tages ein, dass er seine Pflanze doch auch einmal düngen könnte. Und siehe da: Plötzlich erwacht sie zu neuem Leben. Sie bildet neue Blätter von sattgrüner Farbe. Sie schießt in die Höhe, bildet Blüten und trägt vielleicht sogar Früchte. Krank ist sie nicht mehr, und die Schädlinge suchen das Weite.

Eine Glatze ist umkehrbar

Genau wie eine vernachlässigte Topfpflanze warten auch Ihre Haarfollikel auf den schönen Tag, an dem sie endlich wieder aus dem Vollen schöpfen und gesundes, dichtes Haar wachsen lassen können.

Dieser schöne Tag wird jener sein, an dem Sie sich tatendurstig zum Handeln entschließen. Denn es gibt vieles, was Sie tun könnten. Wir stellen Ihnen nachfolgend einige Strategien vor:

Am einfachsten gelingt dies mit einer Haarausfallkur bzw. Haarwuchskur (Punkt 1 oder 2). Ergänzt werden kann die Haarausfallkur mit verschiedenen Maßnahmen (Punkt 3) aus dem Bereich der Ernährung und Nahrungsergänzung.

Sie führen eine Haarausfallkur durch, die sich auf die Behandlung des Haarbodens konzentriert.

Sie führen eine Haarwuchskur durch, die auf Basis von Silizium innere und äußere Anwendungen kombiniert, die zusätzlich eine Entsäuerung und einen Darmfloraaufbau integriert und zusätzlich noch Brennnesselprodukte im Programm hat, da diese sich konkret auf den DHT-Spiegel auswirken.

Sie interessieren sich für die ganzheitliche Vorgehensweise zur Förderung des Haarwuchses? Dann können Sie Ihre Haarausfallkur mit einer gesunden Ernährung und mit gezielten Nahrungsergänzungen kombinieren.

1. Haarausfallkur zur Aktivierung der Haarwurzeln – Äußere Anwendung

Eine Haarausfallkur zur Aktivierung der Haarwurzel kann zwischen 6 Wochen (6-Wochen-Kur) und drei Monaten (3-Monats-Kur) durchgeführt werden. Sie kann beispielsweise die folgenden vier vollkommen natürlichen und reizfreien Produkte enthalten:
Basenshampoo

Ein naturbelassenes Basenshampoo aus rein natürlichen Zutaten belastet die Kopfhaut nicht mit überflüssiger Chemie, beruhigt irritierte Kopfhaut und unterstützt die Entschlackung des Haarbodens.
Haarwuchsmittel

Die Versorgung des Haarbodens mit konzentrierten und natürlichen Nährstoffen von außen kann von einem speziellen Haarwuchsmittel (z. B. Vital-Fluid) übernommen werden, das speziell gegen Glatzenbildung und Haarausfall entwickelt wurde.
Sango Meeres Koralle

Für die Entsäuerung von innen und gleichzeitig für eine Remineralisierung des Organismus und des Haarbodens kann die Sango Meeres Koralle eingesetzt werden. Sie enthält Mineralien in einem für den Menschen idealen und harmonischen Verhältnis und dazu noch in ionischer, also leicht aufnehm- und verwertbarer Form. Mehr Informationen über die Sango Meeres Koralle finden Sie hier.
Basen Bad

Ein Basen Bad hat viele Vorteile, die sich langfristig auf die Gesundheit des gesamten Körpers und so auch auf die Gesundheit des Haarbodens auswirkt. Der Organismus wird dazu angeregt, Schlacken über die Haut auszuleiten. Der entspannende Effekt kommt außerdem den Ausleitungsorganen zugute, die an Leistungsfähigkeit zulegen und so langsam aber sicher auch die verstopfenden Schlacken aus dem Haarboden abtransportiert werden können.

Basische Haarbodenpackung

Als zusätzliche sinnvolle Maßnahme bei schwachem Haarwuchs und zur Unterstützung des Haarneuwuchses kann einmal pro Woche eine basische Haarbodenpackung durchgeführt werden. Ihre Zutaten können unter anderem die Durchblutung der Kopfhaut aktivieren, so dass Schlacken besser abtransportiert und Nähr- und Wirkstoffe wieder tief in den Haarboden eindringen können.

2. Haarwuchskur mit Silicium und Brennnessel

Eine intensive Haarwuchskur auf der Basis von Silicium sollte mindestens 4 Wochen lang dauern. Das Silicium allein kann dann anschließend dauerhaft genommen werden. Denn meist zeigt sich erst nach 6 bis 12 Monaten der Siliciumeinnähme ein Resultat auf dem Kopf.

Silicium von innen und Außen

Silicium ist gemeinsam mit Zink DAS Spurenelement für schönes und gesundes Haar. Schon im Jahr

2006 hat man an der Universitätsklinik Hamburg-Eppendorf eine Studie zur Wirkung des Siliciums auf die Haarqualität und den Haarwuchs durchgeführt. Bei 55 Probanden mit dünnem Haar, die über 6 Monate hinweg Silicium einnahmen, nahm die Haardicke um durchschnittlich 13 Prozent zu. Auch konnte man deutlich ein größeres Haarvolumen feststellen.

Silicium kann nicht nur eingenommen werden und den Haarwuchs von innen stärken. Das Spurenelement kann auch in Form eines speziellen Haarwuchskonzentrates auf die Kopfhaut aufgetragen werden und somit – gemeinsam mit Haarwuchs fördernden Kräutern – die Haarfollikel zusätzlich von außen aktivieren.

Entsäuern und den Darm sanieren

Eine Haarwuchskur mit Silicium kann sich entweder auf das Silicium beschränken (kleine Kur) oder aber auch Komponenten zur Entsäuerung (Basenkonzentrat) und zum Aufbau der Darmflora enthalten (intensive Kur).

Denn nur entsäuerte Zellen – ob im Haarboden oder im Rest des Körpers – können Schlacken ausleiten und Nährstoffe aufnehmen (wie wir hier beschrieben haben: Basenkonzentrate – Das Geheimnis der richtigen Entsäuerung). Genauso kann nur ein gesunder Darm mit einer gesunden und leistungsfähigen Darmflora Nährstoffe aus der Nahrung aufnehmen (und zum Haarboden leiten) und Schadstoffe umfassend ausleiten.

Brennnessel gegen DHT

Brennnesselblätter und -samen wurden schon in der Volksheilkunde bei Haarproblemen eingesetzt. Inzwischen vermutet man auch den Wirkmechanismus, der dazu führt, dass die Brennnessel das Haar neu und stark wachsen lässt.

Die Brennnessel soll die sogenannte 5a-Reduktase blockieren können, ein Enzym, das für die Umwandlung des Testosterons in DHT verantwortlich ist – und DHT wiederum bzw. die Empfindlichkeit der Haarfollikel auf DHT führt zum Haarausfall bzw. verhindert den Haarneuwuchs. Also würde jetzt – unter der Einwirkung der Brennnessel – der DHT-Spiegel sinken, die Haarfollikel könnten sich – soweit möglich – erholen und die Haare reagieren mit Wachstum.

3. Ganzheitliche Maßnahmen zur Förderung des Haarwuchses

Natürlich gehört zur ganzheitlichen Vorgehensweise bei ganz gleich welchem Problem auch die richtige Ernährung, ein effektives Stressmanagement sowie eine gezielte Nahrungsergänzung, die Sie mit genau jenen Vitalstoffen versorgt, die Ihr Haarboden und Ihr Haar zur Regeneration auch tatsächlich benötigen.

Details dazu finden Sie hier: Haarausfall – Das ganzheitliche Konzept und hier: Vitalstoffe für das Haar

Ernährung gegen Glatzenbildung

Ganz egal für welche Haarausfallkur oder Haarwuchskur Sie sich jedoch entscheiden, an einer gewissen Ernährungsumstellung führt kein Weg vorbei. Das absolute Minimum, was sich auch Leute, die sich um ihre Ernährung überhaupt nicht scheren mögen, zu Herzen nehmen sollten, wären die folgenden fünf Basisregeln:

kein/wenig Alkohol (keinesfalls Hochprozentiges)

kein/wenig Zucker (keine gesüßten Getränke, als Alternative: zuckerfreie Süßigkeiten aus dem Bioladen)

kein/wenig Koffein (Kaffee, Cola, etc.)

keine Produkte aus Auszugsmehl/Weißmehl

Beginnen Sie den Tag mit einem Großen Glas warmes Wasser mit frisch gepresster Zitrone und nehmen Sie Ihre letzte Mahlzeit des Tages am besten vor 19 Uhr ein.

Der Erfolg: Glatze ade

Die Beachtung dieser fünf Regeln in Kombination mit einer Haarausfall- bzw. Haarwuchskur führt nach kürzester Zeit zu einer deutlichen Steigerung des Wohlbefindens und der persönlichen Leistungsfähigkeit. Alle fünf Laster (Alkohol, Zucker, Koffein, Weißmehl, späte Mahlzeiten) belasten, übersäuern und verschlacken den Körper ungemein.

Werden sie plötzlich gemieden, atmet der Organismus buchstäblich auf. Je weniger Säuren und Schlacken in den Körper gelangen, umso schneller können die alten Ablagerungen – die sich unter anderem im Haarboden befinden und dort jeden Haarneuwuchs verhindern – gelöst und ausgeleitet werden. Und genau das ist Voraussetzung Nr. 1 für Haarneuwuchs.

Sind die alten Schlacken erst einmal weg, dann finden die mit einer basischen Ernährung und hochwertigen Nahrungsergänzungsmitteln zugeführten Nähr- und Mineralstoffe wieder ihre angestammten Plätze im Haarboden (Voraussetzung Nr. 2). Die kümmernden Haarfollikel werden gepäppelt und genährt und bald erscheinen neue Haare.

Ergänzen können Sie Ihre Haarwuchskur mit drei speziellen naturheilkundlichen Mitteln, die konkret gegen den genetisch bedingten Haarausfall eingesetzt werden und die wir hier beschrieben haben:

Drei natürliche Mittel bei genetisch bedingtem Haarausfall

Der genetisch bedingte Haarausfall betrifft vor allem Männer. Geerbt haben sie die Überempfindlichkeit ihrer Haarfollikel gegen das Dihydrotestosteron

(DHT) – einem Verwandten des Männlichkeitshormons Testosteron. Die üblichen Medikamente gegen den genetisch bedingten Haarausfall können den Haarverlust zwar stoppen – doch kommt es immer wieder zu Nebenwirkungen. Ein Versuch mit natürlichen Mitteln gegen Haarausfall lohnt sich daher häufig. Nebenwirkungen gibt es selten.

Genetisch bedingter Haarausfall – Natürliche Mittel

Beim genetisch bedingten Haarausfall sind wirksame Naturheilmittel noch rar. Nachfolgend stellen wir drei natürliche Mittel vor, die in ersten Studien interessante Ergebnisse zeigten.

Der genetisch bedingte oder auch androgenetische Haarausfall sorgt bei Männern oft schon in jungen Jahren für Geheimratsecken. Bei Frauen hingegen lichtet sich das Haar im Scheitelbereich. Die Ursache soll eine übermäßige Empfindlichkeit der Haarfollikel auf das Hormon Dihydrotestosteron (DHT) sein. Es handelt sich dabei um eine aktive Testosteronform, die ähnliche Wirkungen wie das Testosteron hat und somit insbesondere für die männliche Erscheinung zuständig ist (Bart, Körperbehaarung etc.).

Da sich die übermäßige Empfindlichkeit der Haarfollikel bislang noch nicht medikamentös beeinflussen lässt, zielt die Therapie des genetisch bedingten Haarausfalls meist auf die Absenkung des DHT-Spiegels ab.

Nachteile der schulmedizinischen Haarausfall-Therapie

Häufig wird das Medikament Finasterid eingesetzt. Zu den Nebenwirkungen gehören eine verminderte Libido und Potenzstörungen, die nach dem Absetzen des Mittels nicht in jedem Falle verschwinden. Auch Unfruchtbarkeit, Depressionen, trockenes Auge und Sehstörungen können auftreten.

Als man überdies im Jahr 2015 u. a. jene klinischen Studien untersuchte, die zur Zulassung von Finasterid geführt hatten, stellte man fest, dass diese nicht ganz korrekt waren. Man habe darin wichtige Risiken und Nebenwirkungen nicht umfassend genug dargestellt, vermutlich um das Produkt in einem besseren Licht dastehen zu lassen.

Während man im naturheilkundlichen Bereich bei Haarausfall bisher bevorzugt mit Maßnahmen wie Entsäuerung, Optimierung der Vitalstoffversorgung, Förderung der Kopfhautdurchblutung, Entschlackung etc. arbeitete, sind inzwischen konkrete Naturstoffe bekannt, die eine Senkung des DHT-Spiegels im Visier haben, also die Umwandlung von Testosteron in DHT verhindern.

Dazu gehören:

Sulforaphan – ein sekundärer Pflanzenstoff, der insbesondere in den Brokkoli und in Brokkolisprossen zu finden ist und für seine stark antioxidative, krebsbekämpfende und entzündungshemmende Wirkung bekannt ist.

Kürbiskernöl

Sägepalmextrakt

1. Sulforaphan bei genetisch bedingtem Haarausfall

Wir haben schon viel über Sulforaphan geschrieben – z. B. wie der Stoff gegen Krebs und Arthritis wirkt, wie er Hoffnung bei Autismus schenkt, bei Atemwegserkrankungen hilft und wie man seine Wirkung potenzieren kann, indem man nicht allein Brokkoli isst, sondern das leckere Gemüse mit Brokkolisprossen kombiniert.

Sulforaphan gehört zu den sog. Isothiocyanaten, die manchmal auch Senfölglykoside genannt werden. Sulforaphan ist natürlich nicht nur in Brokkoli enthalten, sondern in allen Kohlgemüsen inkl. Blumenkohl und Kohlrabi, aber auch in Meerrettich, Rucola, Kresse, Radieschen, Rettich, Senf und vielen anderen Gemüsen aus der Kreuzblütler Familie.

Sulforaphan wurde in einer japanischen Studie auf seine Wirkung beim genetisch bedingten Haarausfall hin untersucht. Die Forscher schrieben dazu im März 2016, dass Sulforaphan offenbar in der Lage sei, den DHT-Spiegel zu senken, so dass die DHT-bedingte Unterdrückung des Haarwuchses aufgehoben werden könne.

Sulforaphan – so die Forscher – erhöhe die Expression eines Enzyms, das zum Abbau von DHT führe. Es handelt sich um das Enzym 3-alpha-Hydroxysteroiddehydrogenase (3a-HSDs).

Sulforaphan – die Dosis

Konkrete Dosierungsempfehlungen zur Bekämpfung von Haarausfall gaben die Forscher für die Anwendung beim Menschen noch nicht. Das Universitätsklinikum Heidelberg empfiehlt jedoch in der Krebstherapie 0,36 mg Sulforaphan pro Kilogramm Körpergewicht, was ein Anhaltspunkt darstellen kann.

Nimmt man nun Sulforaphan als Nahrungsergänzung, dann versorgt eine Tagesportion mit 50 bis 100 mg Sulforaphan.

Ein Brokkoli (500 g) enthält um die 50 mg Sulforaphan – immer abhängig von Jahreszeit, Sorte und Frische. Brokkolisprossen liefern bis zu 100-mal mehr Sulforaphan, so dass ein Löffel der Sprossen genauso viel Sulforaphan enthalten kann wie ein Brokkolikopf.

Isst man also zusätzlich zur Nahrungsergänzung reichlich Brokkoli oder auch die oben genannten Gemüse sowie Brokkolisprossen, dann könnte man auf diese Weise sehr schnell eine wirksame Dosis erreichen.

2. Kürbiskernöl bei genetisch bedingtem Haarausfall

Das zweite natürliche Mittel gegen genetisch bedingten Haarausfall könnte Kürbiskernöl sein. Das Öl hemmte in einer randomisierten plazebokontrollierten Studie aus dem Jahr 2014 das Enzym 5-alpha-Reduktase. Dieses Enzym ermöglicht die Umwandlung des Testosterons in DHT. Wird es gehemmt, steigt der DHT-Spiegel nicht so stark an.

In der koreanischen Studie erhielten 76 Männer mit genetisch bedingtem Haarausfall über ein halbes Jahr hinweg täglich 400 mg Kürbiskernöl oder ein Placebo. Am Ende der Studie zeigte sich, dass die Kürbiskernölgruppe volleres Haar hatte als die Placebogruppe. Die Haarfülle hatte um 40 Prozent zugenommen. Nebenwirkungen konnten keine festgestellt werden.

Kürbiskernöl – die Dosis

Bei genetisch bedingtem Haarausfall könnte man also täglich einen Löffel Kürbiskernöl einnehmen oder einfach den täglichen Salat mit einem Kürbiskernöldressing zubereiten.

3. Sägepalme bei genetisch bedingtem Haarausfall

Präparate aus den Früchten der Sägepalme (Sägepalmextrakt) sind bekannt für ihre positive Wirkung bei der gutartigen Prostatavergrösserung (benigne Prostatahyperplasie/BPH). Schon 1996 stellte man in einem Review fest, dass Sägepalmextrakt (zweimal täglich 160 mg für 1 bis 3 Monate) bei BPH genauso gute Erfolge erzielen kann wie Finasterid 5 mg.

Zwar ist die konkrete Ursache bei der BPH noch nicht bekannt, doch vermutet man, dass auch hier das DHT beteiligt ist. Einerseits könnten also hohe DHT-Spiegel vorliegen, andererseits vermutet man als Ursache eine Östrogendominanz (im Verhältnis zum Testosteronspiegel steigende Östrogenspiegel).

Der Sägepalmextrakt scheint nun den DHT-Spiegel senken zu können. Dadurch steigt der Testosteronspiegel – eine Wirkung, die sich besonders dann zeigt, wenn der Sägepalmextrakt mit Astaxanthin kombiniert wird, wie wir hier beschrieben hatten: Testosteronmangel beheben

Ein sinkender DHT-Spiegel wäre nun ja auch beim genetisch bedingten Haarausfall hilfreich. Denn je weniger DHT im Blut ist, umso weniger DHT befindet sich rund um die Haarwurzel und umso weniger Haare fallen aus.

Im Jahr 2012 überprüften Forscher daher in einer Studie die Wirkung von Sägepalmextrakt auf den genetisch bedingten Haarausfall (verglichen mit der

Wirkung von Finasterid). Im International Journal of Immunopathology and Pharmacology berichteten sie über ihre neuen Erkenntnisse:

Sägepalmextrakt – die Dosis

100 männliche Patienten mit einem diagnostizierten genetisch bedingten Haarausfall nahmen an der Studie teil. Eine Gruppe nahm ein halbes Jahr lang täglich 320 mg Sägepalmextrakt, während die andere täglich 1 mg Finasterid einnahm.

Zwar war Finasterid insgesamt erfolgreicher, doch zeigte sich auch bei vielen Männern (38 Prozent), die den Sägepalmextrakt genommen hatten, ein zunehmender Haarwuchs. Sägepalmextrakt wirkte besonders im Scheitelbereich, also weniger im vorderen Kopfbereich.

Manchen Erfahrungsberichten zufolge kann die Dosis des Sägepalmextrakts auf das Dreifache erhöht werden, um Erfolge zu erzielen. Gehen Sie jedoch langsam vor und reduzieren Sie die Dosis, sobald Sie Nebenwirkungen bemerken (Magen-Darm-Beschwerden oder Empfindlichkeiten (z. B. empfindliche Brustwarzen)).

Natürliche Mittel bei genetisch bedingtem Haarausfall – die Kombination

Wer also bei genetisch bedingtem Haarausfall lieber natürliche Mittel ausprobieren möchte, kann die drei beschriebenen Maßnahmen sehr gut miteinander kombinieren:

Sägepalmextrakt und Sulforaphan nimmt man als Nahrungsergänzung ein.

Zusätzlich baut man häufig Brokkoli, Brokkolisprossen und Kürbiskernöl (gerne auch Kürbiskerne) in den Speiseplan ein.

Weitere naturheilkundliche Tipps zur Vermeidung einer Glatzenbildung finden Sie hier: Glatzenbildung, wo auch die Brennnessel als natürlicher DHT-Spiegel-Senker bzw. 5-alpha-Reduktase-Hemmer vorgestellt wird.

Prämenstruelles Syndrom (PMS

Die häufigsten Symptome beim Prämenstruelles Syndrom sind: Stimmungsschwankungen, empfindliche Brüste, geschwollener Bauch, Müdigkeit, Heißhunger, Schlafstörungen, Muskelschmerzen, Gewichtszunahme durch Wassereinlagerung, Weinkrämpfe, Kopfschmerzen, Reizbarkeit sowie Depressionen.
Drei von vier Frauen leiden unter PMS

Es wird angenommen, dass 3 von 4 Frauen unter PMS leiden. Es tritt besonders in der Altersgruppe von Ende 20 bis Anfang 40 auf. Die physischen und emotionalen Veränderungen, die beim PMS durchgemacht werden, können dabei von Monat zu Monat unterschiedlich intensiv sein. In den meisten Fällen verschwinden die Symptome wieder, wenn die Monatsblutung einsetzt.

Durch Schmerzen außer Gefecht gesetzt

Bei einigen Frauen sind die auftretenden Symptome allerdings so stark, dass sie sich regelrecht außer Gefecht gesetzt fühlen. Insbesondere die psychischen Veränderungen sind schwer zu kompensieren. Sie reichen von äußerster Reizbarkeit, Konzentrationsstörungen, geringem Selbstwertgefühl, Wut, Angstgefühlen und Hoffnungslosigkeit bis hin zu schweren Depressionen.

Diese extreme Form der PMS hat mittlerweile ihre eigene Bezeichnung und ist als PMDD (premenstrual dysphoric disorder) bekannt.

Die Ursachen des PMS

Bislang ist nicht bekannt, was genau der Auslöser des Prämenstruelles Syndroms ist, aber es gibt viele Faktoren, die zu diesem Syndrom beitragen. Ein wesentlicher Faktor scheinen die zyklischen hormonellen Veränderungen zu sein, da sich die PMS-Symptome durch die hormonellen Schwankungen verändern und während Schwangerschaft und Menopause verschwinden.

Unzureichender Serotoninspiegel?

Aber auch chemische Veränderungen im Gehirn können am PMS beteiligt sein. Es wird beispielsweise vermutet, dass Serotoninschwankungen eine wichtige Rolle bei der Entstehung von PMS spielen. Serotonin ist ein Neurotransmitter, der insbesondere für die Gemütslage verantwortlich gemacht wird. Unzureichende Serotoninspiegel können zudem zu Symptomen wie Müdigkeit, Heißhunger und Schlafstörungen beitragen.

Fehlende Vitalstoffe als übergeordnete Ursache

Einige der PMS-Symptome sind auch mit einem niedrigen Vitalstoffspiegel zu begründen. Hier spielen die Mineralien Calcium und Magnesium, sowie die Vitamine B6 und E eine übergeordnete Rolle. Weiterhin trägt eine starke Übersäuerung des Körpers ebenfalls zu Stimmungsschwankungen und Störungen im Energiehaushalt bei.

Was ist zu tun?

Es ist durchaus möglich, einige dieser Symptome mit ganzheitlichen Maßnahmen zu reduzieren. Hierzu sollte man folgendes berücksichtigen:

Stellen Sie Ihre Ernährung um. Essen Sie nur wenige säurebildende Lebensmittel und erhöhen Sie entsprechend den Anteil an Basenbildnern (Obst, Salate, Gemüse, Sprossen etc.). Eine Übersicht über saure und basische Lebensmittel finden Sie hier.

Ergänzen Sie Ihre Ernährung mit einem basischen Mineralstoffkomplex, wie z. B. mit der Sango

Meeres Koralle, die aufgrund ihres hohen Magnesiumgehalts entspannend wirkt.

Wählen Sie gezielt Nahrungsergänzungsmittel, die nachweislich PMS lindern, wie z. B. Safranextrakt. In Studien zeigte sich, dass zwei Mal täglich je 15 mg Safranextrakt schon nach zwei Zyklen die quälenden PMS-Symptome merklich bessern konnte. Alle Details zum Safranextrakt finden Sie hier: Safran – Für mehr Spaß am Leben!

Auch OPC ist ein hervorragendes Nahrungsergänzungsmittel bei PMS, das in Studien nach spätestens vier Monaten zu einer deutlichen Linderung der PMS-Beschwerden führte – und zwar wenn täglich 200 mg OPC vom 14. bis 28. Tag des Zyklus' eingenommen wurden.

PMS ist oft die Folge einer sog. Östrogendominanz und eines Progesteron Mangels. Naturheilmittel wie Mönchspfeffer können hier Abhilfe schaffen.

Essen Sie stets kleinere Portionen, um ein Völlegefühl zu vermeiden.

Verzichten Sie auf alle Nahrungsmittel, die den Körper belasten (Zucker, Kaffee, Alkohol, Nikotin etc.). Sie alle begünstigen Blutzuckerschwankungen, die wiederum Stimmungsschwankungen fördern.

Hochwertige Omega 3-Öle, Nachtkerzen Öl und Koriander helfen, die Gefäße zu entspannen und Schmerzen zu lindern. Besonders das omega-3-reiche Krillöl hat sich bei PMS als äußerst hilfreich erwiesen, wie Sie hier lesen können: Krillöl – Das perfekte Rezept der Natur

Bewegen Sie sich täglich mindestens 20 Minuten - möglichst an frischer Luft.

Entspannungsübungen wie Yoga, Muskelentspannung nach Jacobsen etc. sind ebenfalls sehr hilfreich.

Atemübungen und basische Fußbäder unterstützen die Entsäuerung und können daher ebenfalls helfen, PMS-Symptome zu lindern.

Gönnen Sie sich entspannende basische Bäder.

Sorgen Sie für ausreichend langen und erholsamen Schlaf.

Werden Sie zum Meister Ihres Seelenlebens

Serotonin ist unser Wohlfühlhormon. Ohne Serotonin sind wir schlecht gelaunt, ängstlich oder sogar depressiv. Serotonin kann man nicht einfach essen oder in Form einer Pille schlucken. Serotonin muss direkt im Gehirn hergestellt werden. Im modernen Alltag können die Voraussetzungen für die Bildung von Serotonin oft nicht erfüllt werden. Serotoninmangel ist vorprogrammiert und unsere Stimmung sinkt. Wer jedoch die Voraussetzungen für die Bildung von Serotonin kennt, wird zum Meister seines Seelenlebens und kann sich selbst – auf höchst gesunde Weise und ganz ohne stimmungsaufhellende Drogen – in einen Zustand entspannter Zufriedenheit versetzen.

Serotonin – Das Glückshormon

Serotonin ist eines der wichtigsten Hormone in unserem Körper. Es hat sehr viele Aufgaben.

Serotonin wirkt im Magen-Darm-Trakt, beeinflusst das Herz-Kreislauf-System und sogar den Augeninnendruck. Es kontrolliert unseren Appetit (merken Sie sich das für später!), lässt uns müde oder wach werden, sorgt dafür, dass wir gelegentlich – wenn nötig – Schmerz empfinden, reguliert die Körpertemperatur und erfüllt viele weitere für uns überlebensnotwendige Funktionen.

Einen enormen Bekanntheitsgrad erreichte das Serotonin jedoch aufgrund seiner erhellenden Wirkung auf die Gemütslage des Menschen. Deshalb heißt das Serotonin auch Glückshormon.

Und wenn das Glück von einem winzigen Botenstoff abhängt, dann ist das ein wunderbares Zeichen. Denn dann haben all die anderen Dinge – von denen wir immer dachten, dass sie uns glücklich machten – gar keinen besonderen Einfluss auf unser Glück.

Was bestimmt Ihre Laune?

Gute Laune und wohlige Zufriedenheit sind nicht davon abhängig, ob Sie reich oder arm sind, ob Ihre Mitmenschen freundlich oder garstig zu Ihnen sind, ob Sie einen Job haben oder arbeitslos sind, ob die Sonne scheint oder der Regen kübelweise hernieder prasselt, ob Sie in einer Zwanzig-Zimmer-Villa residieren oder in einer Bambushütte vor den Toren Kalkuttas hausen, ja in Wirklichkeit ist seelisches Wohlbefinden oft nicht einmal davon abhängig, ob Sie gesund oder krank sind.

Seelisches Wohlbefinden ist in hohem Masse von Ihrem Hormonhaushalt und hier ganz besonders von Ihrem Serotoninspiegel abhängig.

Der Serotoninspiegel nun kann über etliche Medikamente und Drogen beeinflusst werden – natürlich nicht ohne teilweise grässliche Nebenwirkungen. Glücklicherweise lässt er sich jedoch auch über die Ernährung beeinflussen.

Dabei ist nicht einmal nur ausschlaggebend, was Sie essen, sondern auch wie Sie essen. Beides bestimmt, ob in Ihrem Gehirn Serotonin gebildet werden kann.

Herrscht dort oben nämlich ein Serotoninmangel, dann sinkt die Stimmung in den Keller.

Serotoninmangel macht zickig und schlecht gelaunt

Bei all den vielen Aufgaben des Serotonins ist es natürlich wichtig, dass dieser Stoff permanent in der richtigen Dosis gegenwärtig ist.

Und so werden drei bis fünf Mal pro Sekunde(!) Millionen Serotoninmoleküle auf die Zellen des Gehirns abgeschossen und kontrollieren dort auf diese Weise das gesamte Geschehen. Ist nicht genügend Serotonin vorhanden, bricht unser Gefühlsleben in sich zusammen wie ein Kartenhaus.

Wir werden ängstlich, unzufrieden, grundlos gestresst, unerträglich zickig, miserabel gelaunt sowie anfällig für Migräne und ernsthafte Depressionen.

Depressionen werden meistens psychologisch oder psychiatrisch behandelt.

Dauertraurige oder miesepetrige Menschen jedoch fallen aufgrund ihres massenhaften Auftretens schon gar nicht mehr auf und gelten bereits als völlig normal, in jedem Fall als normaler als ein Mensch, der einen mitten auf der Straße anlächelt, ohne dass man sich kennen würde.
Schokolade macht nur in Überdosen glücklich – und dann auch nur ein bisschen.

Je öfter sich ein Mensch mit Niedergeschlagenheit, Ängstlichkeit und grundloser Traurigkeit herumschlagen muss, umso grösser natürlich seine Sehnsucht nach dem so weit entfernten Gefühl behaglicher Zufriedenheit, Geborgenheit und inneren Glücks und umso grösser die Nachfrage nach Antidepressiva oder Drogen wie Ecstasy, Kokain, Crystal Meth etc.

Annähernd 10 Prozent aller Erwachsenen in den Industrienationen schlucken regelmäßig Antidepressiva (viel mehr als in den ärmeren Ländern), weil sie das köstliche Gefühl, das Serotonin auslösen kann, nicht mehr missen möchten. Aus demselben Grunde gibt es Menschen, die Schokolade prinzipiell tafelweise und Bananen nur bundweise verdrücken.

Während Ecstasy und Antidepressiva direkt im Gehirn wirken und dort das seligmachende Serotonin freisetzen bzw. dessen Abbau verhindern, liefern Bananen und Schokolade erst einmal den Hauptbaustein, der zur Herstellung des Serotonins benötigt wird: Die Aminosäure L-Tryptophan.

Um mit Schokolade an relevante Tryptophan-Dosen zu gelangen sind regelrechte Überdosen notwendig. Und auch diese bringen allenfalls ein winziges bisschen Glück, schaden auf Dauer aber sowohl der Gesundheit als auch der Figur.

Die mit Hilfe von Bananen erlebbare Glückseligkeit hält sich ebenfalls in engen Grenzen, so dass man weder mit dem einen noch mit dem anderen Nahrungsmittel dem Ziel – eine dauerhaft positive Grundstimmung zu schaffen – wirklich näher kommen würde.

Nun könnte man auf die Idee kommen, einfach Große Mengen reinen Serotonins in Form von Pillen einzunehmen. Das aber nützt leider nichts. Serotonin kann die Blut-Hirn-Schranke(1) nicht passieren.

Geschlucktes Serotonin würde also niemals dort ankommen, wo gute Laune geboren wird: im Gehirn. L-Tryptophan jedoch hat einen Schlüssel für die Blut-Hirn-Schranke und kann daher vom Darm ins Gehirn wandern.

Dennoch führt weder der Verzehr von besonders L-Tryptophanreichen Lebensmitteln noch der Einwurf von hochdosierten L-Tryptophan-Pillen zu einem sonderlich beeindruckenden Stimmungshoch.

Warum ist das so?
Die drei Voraussetzungen für eine erfolgreiche Serotoninbildung im Gehirn

Aufgrund der modernen Lebensweise – so nimmt man an – ist der Organismus des Menschen nicht mehr in der Lage L-Tryptophan optimal für die Serotoninherstellung zu nutzen.

Damit die Menschheit aber endlich wieder in ihren ursprünglichen und natürlichen Zustand dauerhafter glückseliger Zufriedenheit finden könnte, müssten mindestens drei Voraussetzungen erfüllt sein:

Die Ernährung sollte zu einem großen Teil aus vitalstoffreichen pflanzlichen und unerhitzten Lebensmitteln bestehen (Rohkost), wobei solche Lebensmittel zu bevorzugen wären, die außerdem möglichst eiweißarm sein sollten, aber gleichzeitig einen hohen L-Tryptophan-Gehalt besitzen – was nicht einfach ist, da L-Tryptophan eine Aminosäure ist (Baustein der Proteine) und somit natürlich auch immer besonders häufig dort auftaucht, wo auch Eiweiß zugegen ist.

Diese Nahrung müsste nun in vielen kleinen Portionen über den Tag verteilt sowie bis zu einer breiartigen Konsistenz ausgiebig gekaut werden (jeder Bissen 50 bis 150mal) – eben genauso wie es unsere urzeitlichen Vorfahren getan haben.

Im Anschluss an die (leichten) Mahlzeiten wäre Bewegung erforderlich, womit kein kleiner Spaziergang einmal um den Block gemeint ist, sondern schweißtreibendes Training.

Die moderne Lebensweise verhindert Serotoninbildung

Im Hinblick auf Punkt 1 hält sich heutzutage die Begeisterung für Rohkost im allgemeinen sehr in Grenzen, was in Kombination mit der heute üblichen eiweißreichen Ernährung aus Fleisch und Milchprodukten sehr leicht zu chronischem Serotoninmangel führen kann (Eiweiß verhindert den Transport von L-Tryptophan ins Gehirn).

Punkt 2, also ausgiebiges Kauen roher Nahrung bis hin zur erforderlichen breiartigen Konsistenz würde zu stundenlangen Mahlzeiten führen, die sich heute kaum noch jemand leisten kann.

Auch wird Bewegung der Kategorie Ausdauersport oder intensive Gartenarbeit bis hin zur Erschöpfung (was für die Bildung von Serotonin nötig wäre) von nur wenigen Menschen praktiziert (Punkt 3).

Kein Wunder also, dass die moderne Lebensweise bei vielen Menschen zu einer Unterversorgung mit Serotonin führt und Menschen mit Depressionen, regelmäßigen Stimmungstiefs oder chronischer Unzufriedenheit eher die Norm als eine Ausnahme sind.

Unser Körper glaubt, er sei ein Steinzeitmensch

Wieso um alles in der Welt stellt Serotonin so hohe Ansprüche an uns arme Menschenkinder?

Die Antwort ist einfach: Der menschliche Organismus mag sich in vielerlei Hinsicht an das Leben in der Zivilisation gewöhnt haben.

An industriell verarbeitete, vitalstoffarme und weich gekochte Nahrung, die hastig und fast unzerkaut hinuntergeschluckt wird sowie an ein "unbewegtes" Leben auf der Couch oder auf dem Bürostuhl ist er jedoch leider noch immer nicht angepasst.

Im Glauben, er sei nach wie vor ein Mensch in steinzeitlicher Umgebung, wartet der Organismus auf mineralstoff- und vitalstoffreiche unerhitzten Pflanzennahrung, die zu einem Großteil aus grünem möglichst wildem Blattgemüse besteht und unendlich lange gekaut wird.

Auch ist der menschliche Organismus noch immer der Meinung, er müsse für ein Nomadenleben ausgerüstet sein. Daher erwartet er ständig kilometerlange Gewaltmärsche im Eiltempo.

Alle seine Körperfunktionen hängen davon ab, inwiefern diese seine Erwartungen erfüllt werden. Bekommt er nicht das, was er erwartet, und schlimmer noch, bekommt er Dinge, die er keinesfalls erwartet (z. B. industriell verarbeitete, vitalstoffarme Nahrung), hat das Konsequenzen.

Es kommt zu Fehlfunktionen und schließlich zu Krankheitssymptomen – wozu natürlich auch Stimmungsschwankungen, Niedergeschlagenheit, Trübsinn und generell eine chronisch melancholische Grundstimmung gehören.

Wie aber können wir nun – trotz unserer modernen Lebensweise, die sich von der unserer Vorfahren so extrem unterscheidet – fröhlich werden? Dazu werfen wir einen Blick hinter die Kulissen der Serotonin-Herstellung.

Fleisch macht schwer, aber nicht glücklich

Wir wissen bereits, dass wir die Aminosäure L-Tryptophan benötigen. Hervorragend, werden viele denken, Aminosäuren sind in Fleisch enthalten, also muss ich nur meinen Schnitzelkonsum ein wenig aufstocken.

Erfahrungsgemäß nützt das jedoch kein bisschen. Der bekannte Arzt, Psychotherapeut und Autor Dr. Rüdiger Dahlke meinte zum Thema Fleisch: "Dadurch fühlt man sich eher schwer und belastet und keineswegs glücklich, wie so viele leider viel zu oft ausprobieren."

Als Ausgangsmaterial für L-Tryptophan eignen sich dagegen viel besser pflanzliche Lebensmittel, die roh und frisch verzehrt werden können und außerdem all die anderen Bausteine enthalten, die zur Herstellung von Serotonin nötig sind, nämlich die Vitamine der B-Gruppe (insbesondere B6), Vitamin C, Magnesium, Mangan, Omega-3-Fettsäuren und Zink.

Besonders ein Mangel an Vitamin B6 sowie ein Magnesiummangel wirken sich äußerst nachteilig auf den Aufbau von Serotonin aus.

L-Tryptophanreiche Lebensmittel

Die L-Tryptophanreichsten pflanzlichen Lebensmittel sind: Nüsse (besonders Cashew-Kerne), Bohnen (besonders Sojabohnen) sowie Samen (Sonnenblumenkerne, Sesam, Amaranth, Quinoa, Hafer, Hirse), Weizenkeime und Pilze.

Da es Cashewkerne kaum in Rohkostqualität zu kaufen gibt und Sojabohnen nicht roh verzehrt werden können, bleiben als ideale L-Tryptophan-Lieferanten die Gruppe der Samen übrig. Da hier besonders die beiden Kraftpakete Amaranth und Quinoa außerdem sehr vitalstoffreich sind, kommen sie in die engere Wahl.

Interessant ist auch, dass Früchte im Grunde relativ wenig L-Tryptophan enthalten, Untersuchungen aus dem Jahre 2009 jedoch deuten darauf hin, dass es nach dem Genuss von Früchten mit einem hohen Gehalt an Chinasäure (z. B. Wildheidelbeeren, Kiwi, Cranberry, Preiselbeeren, Pflaumen und Pfirsiche) im Magen-Darm-Trakt zu einer vermehrten Bildung von L-Tryptophan komme.

Kaffee fördert Serotoninmangel

Außerdem muss bei einer idealen L-Tryptophan-Versorgung darauf geachtet werden, dass es Lebensmittel gibt, die den Aufbau von Serotonin aus L-Tryptophan nachhaltig hemmen können.

Zu den größten Serotonin-Blockern gehören einerseits proteinreiche Lebensmittel wie Fleisch- und Milchprodukte (warum das so ist, wird im nächsten Absatz erklärt) und andererseits der gute alte, für viele Menschen so unverzichtbare Kaffee.

Koffein nämlich hemmt ein Enzym, welches aus L-Tryptophan sehr gerne Serotonin herstellen würde, stünde da nicht ständig dieses braune Gebräu im Wege.

Vom mangelnden Durchsetzungsvermögen des L-Tryptophans

Serotonin wird auch in der Lunge und im Verdauungstrakt produziert. Dort wird sogar 100mal mehr Serotonin gebildet, als im Gehirn für eine fehlerfreie Hirnfunktion benötigt würde.

Bekanntlich ist es diesem Körper-Serotonin aber nicht möglich, die Blut-Hirn-Schranke zu passieren und ins Gehirn zu gelangen. Das Gehirn muss sich sein Serotonin also selbst zusammenbauen.

Die dafür nötigen Mineralstoffe, Vitamine und Fettsäuren wandern problemlos durch die Blut-Hirn-Schranke ins Gehirn und warten dort letztendlich nur noch auf L-Tryptophan.

Und genau hier liegt das Hauptproblem verborgen: L-Tryptophan hat zwar ebenfalls den Schlüssel für die Blut-Hirn-Schranke, doch fehlt es dieser Aminosäure leider ein wenig an Durchsetzungsvermögen.

Solange andere Aminosäuren wie z. B. Tyrosin, Leucin, Valin etc. die Blut-Hirn-Schranke passieren möchten, muss L-Tryptophan sich ganz hinten anstellen und warten. Erst wenn die Bahn frei ist und niemand sonst gerade vom Körper ins Gehirn möchte, traut sich auch L-Tryptophan und macht sich endlich auf den Weg ins Oberstübchen.

Aus diesem Grunde eignen sich auch weder Fleisch- noch Milchprodukte als ideale L-Tryptophan-Lieferanten. Beide Lebensmittelgruppen sind sehr eiweißreich. Das heißt, sie liefern zwar relativ viel L-Tryptophan, aber auch viele andere Aminosäuren. Je mehr von diesen anderen Aminosäuren aber anwesend ist, umso geringer die Chance, dass L-Tryptophan in brauchbaren Mengen die Blut-Hirn-Schranke durchschreiten wird.

Also geht es erst in zweiter Linie darum, den Körper mit möglichst viel L-Tryptophan zu versorgen. Viel wichtiger ist die Frage: Wie macht man für L-Tryptophan den Weg ins Gehirn frei?

Und hier ist jetzt wieder derjenige ganz klar im Vorteil, der mit Begeisterung schweißtreibende Ausdauersportarten betreibt oder bis zum Umfallen seinen Garten umgräbt.

Doch, um es gleich vorwegzunehmen, auch für eingefleischtes Sitzgemüse gibt es durchaus Methoden, ohne Sport eine dauerhafte Frohnatur zu werden.

Serotoninmangel – Für Sportfreaks ein Fremdwort

Für Sportmuffel ist sie ein Rätsel: Diese Lust am Rennen und Schwitzen. Triathleten, Marathonläufer und Ironmänner/frauen aber möchten sie nicht mehr missen, diese köstliche Euphorie, die sie immer und immer wieder auf die Piste treibt.

Einer der Gründe könnte dieser sein: Bei auszehrender körperlicher Betätigung verbrauchen die Skelettmuskeln nach und nach alle Energieträger, die sich in der Blutbahn befinden.

Zuerst wird Zucker in Energie verwandelt. Ist der Zucker aufgebraucht, nimmt sich der Organismus neben Fettsäuren irgendwann auch Aminosäuren (Außer L-Tryptophan) und baut diese in Energie, aber auch in neue Muskeln um.

Wenn aber sämtliche Aminosäuren nun in den Muskeln gebraucht werden (Außer L-Tryptophan), dann herrscht vor der Blut-Hirn-Schranke zwar nicht gerade gähnende Leere. Doch findet Tryptophan hie und da – immer in Abhängigkeit davon, was und wann man zuvor gegessen hat – eine Durchschlupfmöglichkeit und reist ins Gehirn zum Serotoninaufbau.

Es kommt also darauf an, ausreichend L-Tryptophan als einzige Aminosäure an die Blut-Hirn-Schranke zu schicken und die anderen Aminosäuren praktisch anderweitig zu verwerten. Zumindest solange, bis ausreichend Hirn-Serotonin gebildet ist.

Wie erreicht man das? Und vor allem, wie erreicht man es ohne schweißtreibende Aktivitäten?
Die Lösung – Serotoninbildung ohne Sport

Sie erinnern sich an die weiter oben genannten drei urzeitlichen Voraussetzungen für die Bildung von Serotonin? Erstens L-Tryptophanreiche, pflanzliche und unerhitzten Lebensmittel, zweitens ausgiebiges Kauen und drittens Bewegung.

Diese drei Dinge, die möglicherweise den Grad Ihrer seelischen Ausgeglichenheit bestimmen, können jetzt praktisch umgesetzt werden, wobei Bewegung –

alle Anti-Sportler bitte aufpassen – durch zwei Dinge ersetzt wird:

Die L-Tryptophanreichen Lebensmittel werden SPEZIELL ZUBEREITET und sie werden AUF LEEREN MAGEN gegessen.

Wie sähe das jetzt an einem praktischen Beispiel aus?
Die Praxis

Als L-Tryptophanreiche Lebensmittel wählen Sie eine Mischung aus Amaranth und Quinoa. Beide Lebensmittel stammen aus den Andenregionen Südamerikas und werden in dieser Kombination auch als Inkakost bezeichnet.

Beide sollten unerhitzten und feinst gemahlen sein.

Nun nehmen Sie diese fein gemahlene Mischung auf leeren Magen mit etwas Wasser zu sich (am besten morgens – natürlich nur, wenn Sie nachts nichts gegessen haben).

Eine kleine Menge davon genügt vollkommen.

Wenn Sie die Mischung in Kapselform eingenommen haben, dann trinken Sie zehn Minuten nach der Einnahme ein Großes Glas Wasser, weil sich dann die Kapseln aufgelöst haben werden und das Wasser nun bei der weiteren Verteilung der Mischung im Verdauungstrakt behilflich ist.

Das machen Sie jeden Tag und werden sich möglicherweise schon nach kurzer Zeit über ihre entspannte Gelassenheit wundern.

Wenn nun diese Mischung der zwei Top-L-Tryptophan-Lieferanten Quinoa und Amaranth in roher Form im leeren Magen eintrifft, bilden deren feine Faserstoffe mit der zugleich und direkt danach reichlich getrunkenen Flüssigkeit eine wässrige Lösung, die ohne längeren Aufenthalt im Magen unmittelbar in den Dünndarm geschleust wird.

Dort verteilt sich die Quinoa-Amaranth-Wasser-Mischung auf den Großen Innenflächen des Dünndarms.

Dort befinden sich Millionen von Sensoren, die auf die Ankunft von Kohlenhydraten reagieren und dem Gehirn Meldung machen: Hey Leute, bei uns ist volles Haus, wir sind mächtig am Verdauen, schickt dem Boss bitte eine Ladung Hunger-Stopp.

Mit "Hunger-Stopp" ist nichts anderes als Serotonin gemeint (mit "Boss" sind Sie gemeint). Und Serotonin kümmert sich bekanntlich nicht nur um Gefühle, sondern in Gestalt eines Esskontrollhormons auch um den Appetit.

Im Gehirn will die zuständige Abteilung folglich das georderte Serotonin zum Abstellen des Hungergefühls bilden.

Die Inkakost liefert praktischerweise alle Bausteine, die zur Serotoninproduktion benötigt werden – allerdings neben L-Tryptophan auch andere Aminosäuren (jedoch in weitaus geringerer Menge als Milch- und Fleischprodukte).

Wie bekommen wir nun trotz der Konkurrenz durch diese anderen Aminosäuren (und ohne Sport) möglichst viel Tryptophan durch die Blut-Hirn-Schranke?

Serotonin stellt Hunger ab und sorgt ganz nebenbei für behagliche Zufriedenheit

Vor der Einnahme der Inkakost war der Magen leer. Es befinden sich also keine weiteren Energieträger im Blut.

Die Kohlenhydrate aus Quinoa und Amaranth locken das Transporthormon Insulin hervor, das nicht nur Zucker und Fettsäuren in die Zellen, sondern auch die frisch im Blutstrom angekommenen Aminosäuren zwecks Muskelaufbau in die Skelettmuskeln befördert.

Auf diese Weise sind alle greifbaren Aminosäuren in Richtung Muskulatur unterwegs – mit einer einzigen Ausnahme: L-Tryptophan.

Aufgrund seiner anders gearteten räumlichen Struktur wird es nicht in die Skelettmuskulatur abtransportiert, da es nicht zum Muskelaufbau eingesetzt wird. Und so erreicht L-Tryptophan die Blut-Hirn-Schranke und dieses Mal herrscht hier wirklich gähnende Leere.

L-Tryptophan kann die Blut-Hirn-Schranke in aller Gemütsruhe passieren und wird alsbald im Gehirn zu Serotonin verwandelt. Zwar wurde das Serotonin ursprünglich allein zum Abstellen des Hungergefühls geordert, ist es jedoch einmal vorhanden, stellt es nicht nur den Hunger ab, sondern sorgt ganz nebenbei für behagliche Zufriedenheit.

Serotonin hat nun bekanntlich nicht nur eine positive Auswirkung auf Appetit und Stimmungslage, sondern auf viele andere Körperfunktionen ebenso. Stress beispielsweise verbraucht Große Mengen an Serotonin.

Ist jedoch ausreichend Serotonin vorhanden, kann Stress besser bewältigt werden, da das Glücks- oder Wohlfühlhormon die Stresshormone Cortisol, Adrenalin und Noradrenalin souverän im Zaum halten kann.

Auch wer regelmäßig mentale Techniken zur Stressbewältigung praktiziert, wird merken, dass sie mit einem hohen Serotoninpuffer in der Hinterhand sehr viel effektvoller sind.

Inkakost für eine intelligente Ernährungsweise

Aufgrund seines Vitalstoff-, Mineralstoff- und Ballaststoffreichtums hat die Inkakost positive Auswirkungen auf den gesamten Organismus. Zwar eignet sich die allmorgendliche Einnahme von z. B. Inka Gold® ganz besonders als Gute-Laune-Generator, doch ist sie genauso ideal für den Einsatz bei Diäten zur Körpergewichtsreduktion geeignet (in Kombination mit dem Konjakpulver) oder bei Verdauungsproblemen.

Jedoch ist Inka Gold® dabei weniger als Nahrungsergänzungsmittel zu sehen, sondern eher als hochwertiges Lebensmittel im Rahmen einer intelligenten Ernährungsweise – und eine solche ist für jeden von Vorteil.

Die Halbwertszeit von Serotonin liegt bei 21 Stunden, so dass die nur einmalige tägliche Einnahme genügt.

Allgemeines seelisches Wohlbefinden muss also nicht zwangsläufig das Ergebnis einer künstlichen Stimmungsaufhellung mit Hilfe von Medikamenten oder Drogen sein, sondern ist in Wirklichkeit der Normalzustand eines rundum gesund und richtig ernährten Menschen.

Vitamin D3-Mangel

Tipps zur Vitamin D - Versorgung

Eine Überprüfung Ihres Vitamin D-Spiegels können Sie durch Ihren Hausarzt veranlassen. Nahezu jeder Praxis ist an ein Labor angeschlossen, das diese Spezialuntersuchung vornehmen kann. Da die gesetzlichen Krankenkassen die Kosten dieser Untersuchung nicht übernehmen, müssen Sie sie selbst tragen.

Es ist sinnvoll, die Messung im Herbst und im Frühjahr durchführen zu lassen. So können Sie sehen, ob Ihre Vitamin D-Vorräte für den sonnenarmen Winter ausreichen und ob Sie bis zum Frühjahr hin Ihr Vitamin D-Niveau halten konnten. Lassen Sie lediglich das einfache 25-OH-Vitamin D bestimmen lassen. Hierbei handelt es sich um das oben beschriebene Cacidiol - einer Vorstufe des aktiven Vitamin D3.

In der Urlaubszeit am Meer oder in den Bergen müssen Sie natürlich sehr darauf achten, dass die Sonne Ihre Haut nicht verbrennt. Besonders die Haut hellhäutiger Menschen ist hier gefährdet. Für diese Hauttypen reicht ein kurzer Sonnenaufenthalt (ca. 10 Minuten) aus, um die Vitamin D-Produktion anzukurbeln.

Danach sollte ein Sonnenschutz mit einem entsprechenden Lichtschutzfaktor verwendet werden. Alle anderen Hauttypen können sich länger (ca. 30 bis

45 Minuten) ungeschützt in der Sonne aufhalten. Danach sollten sie sich jedoch ebenfalls eincremen. Generell ist die Mittagssonne zu meiden.

Wenn Sie in den Wintermonaten zur Anhebung Ihres Vitamin D-Spiegels hin und wieder ein Sonnenstudio aufsuchen, sollten Sie unbedingt nach einer Sonnenbank Fragen, die UVB-Strahlung abgibt. Das übliche UVA-Licht kann die Vitamin D-Produktion nicht anregen.

Sollte es Ihnen tatsächlich nicht möglich sein, Ihren Vitamin D-Spiegel über das Sonnenlicht zu optimieren, empfehlen wir die tägliche Einnahme von Vitamin D3 als Nahrungsergänzung.

Über den Autor

Im Jahr 1990 begann Heinz Duthel eine Serie von EBook-Bestsellern zu Gesundheits-Themen zu veröffentlichen, die das Problem Medical Fact findig aus einer evolutionären Perspektive betrachtet.

1998 wurde in der Zeitschrift Medical Hypotheses sein Artikel "The Evolution of Aging – A New Approach to an Old Problem of Biology" veröffentlicht. Später veröffentlichte er dort noch zwei weitere Artikel.

Fussnoten

(1)Morbus Crohn: Morbus Crohn ist eine chronische, schubweise verlaufende Entzündung des Magen-Darm-Traktes. Typische Krankheitszeichen sind Bauchschmerzen mit Durchfällen ohne Blut. Die Krankheit betrifft bei etwa 30 Prozent der Patienten ausschliesslich den letzten Teil des Dünndarms, bei etwa 25 Prozent den Dickdarm und bei 45 Prozent sind sowohl Dünndarm als auch Dickdarmabschnitte betroffen. Die Krankheit kann auch die Speiseröhre oder den Mund befallen, was jedoch seltener der Fall ist. Im Gegensatz zum Krankheitsverlauf bei Colitis ulcerosa können beim Morbus Crohn gleichzeitig mehrere Darmabschnitte erkrankt sein, die durch gesunde Abschnitte voneinander getrennt sind.

(2)Colitis ulcerosa: Bei Colitis ulcerosa kommt es zu Entzündungen des Mast- und Dickdarms. Die Entzündung breitet sich kontinuierlich vom Mastdarm beginnend aus (von anal nach oral) und ist auf die Darmschleimhaut beschränkt. Zu den häufigsten Symptomen gehören immer wiederkehrende Durchfälle (teilweise mit Stuhlinkontinenz), Darmblutungen und Koliken.

Quellen:

Cannell JJ et al., "Epidemic influenza and vitamin D", Epidemiol Infect. 2006 Dec;134(6):1129-40. (Grippe-Epidemie und Vitamin D) [Quelle als PDF]

Berry DJ et al., "Vitamin D status has a linear association with seasonal infections and lung function in British adults", Br J Nutr. 2011 Nov;106(9):1433-40. (Der Vitamin-D-Status hat einen linearen Zusammenhang mit saisonalen Infektionen und Lungenfunktion bei britischen Erwachsenen.) [Quelle als PDF]

Litonjua AA. "Childhood asthma may be a consequence of vitamin D deficiency", Curr Opin Allergy Clin Immunol. 2009 Jun;9(3):202-7. (Asthma in der Kindheit kann eine Folge von Vitamin-D-Mangel sein.) [Quelle als PDF]

Forman JP et al., "Plasma 25-hydroxyvitamin D levels and risk of incident hypertension", Hypertension. 2007 May;49(5):1063-9. (Plasma 25-Hydroxy-Vitamin-D-Spiegel und das Risiko von Bluthochdruck.) [Quelle als PDF]

Anderson JL et al., "Relation of vitamin D deficiency to cardiovascular risk factors, disease status, and incident events in a general healthcare population.", Am J Cardiol. 2010 Oct 1;106(7):963-8. (Zusammenhang zwischen Vitamin-D-Mangel und kardiovaskulären Risikofaktoren, Krankheits Status und Vorfallereignisse in der allgemeinen Bevölkerung, die Gesundheitsvorsorge betreibt.) [Quelle als PDF]

Kuloglu O et al., "Serum 25-hydroxyvitamin d level is associated with arterial stiffness, left ventricle hypertrophy, and inflammation in newly diagnosed hypertension.", J Investig Med. 2013 Aug;61(6):989-94. (Der Serum 25-Hydroxy-Vitamin-D-Spiegel ist mit arterieller Steifigkeit, linker Herzkammer Hypertrophie und Entzündungen bei neu diagnostiziertem Bluthochdruck assoziiert.) [Quelle als PDF]

Ananthakrishnan AN. "Environmental risk factors for inflammatory bowel disease", Gastroenterol Hepatol (N Y). 2013 Jun;9(6):367-74. (Umwelt-Risikofaktoren für entzündliche Darmerkrankungen) [Quelle als PDF]

Miznerova E et al., "The prevalence and risk factors for osteoporosis in patients with inflammatory bowel disease", Bratisl Lek Listy. 2013;114(8):439-45. (Die Prävalenz und Risikofaktoren für Osteoporose bei Patienten mit chronisch entzündlichen Darmerkrankungen.) [Quelle als PDF]

Szep Z et al., "Vitamin D deficiency is associated with type 2 diabetes mellitus in HIV infection", AIDS. 2011 Feb 20;25(4):525-9. (Vitamin D-Mangel ist mit Typ-2-Diabetes mellitus bei HIV-Infektion) [Quelle als PDF]

Gombart AF. "The vitamin D-antimicrobial peptide pathway and its role in protection against infection", Future Microbiol. 2009 Nov;4(9):1151-65. (Der Vitamin-D-antimikrobielles Peptid Stoffwechselweg und seine Rolle beim Schutz gegen eine Infektion.) [Quelle als PDF]

Dale BA et al., "Oral antimicrobial peptides and biological control of caries", BMC Oral Health. 2006 Jun 15;6 Suppl 1:S13. (Orale antimikrobielle Peptide und biologische Bekämpfung von Karies.) [Quelle als PDF]

Sabbagh Z et al., "Vitamin D status is associated with disease activity among rheumatology outpatients", Nutrients. 2013 Jun 26;5(7):2268-75. (Vitamin-D-Status wird mit der Krankheitsaktivität bei ambulanten Rheumatologie Patienten verbunden.) [Quelle als PDF]

Di Rosa M et al., "Vitamin D status is associated with disease activity among rheumatology outpatients", Crit Rev Oncol Hematol. 2013 Aug 10. pii: S1040-8428(13)00167-4. (Vitamin D3 Mangel und Darmkrebs) [Quelle als PDF]

Rasheed H "Serum ferritin and vitamin d in female hair loss: do they play a role?" Skin Pharmacol Physiol. 2013;26(2):101-7. (Serum-Ferritin und Vitamin D bei weiblichem Haarausfall: spielen sie eine Rolle?) [Quelle als PDF]